아로니아 자생지용 시리즈 02_양

아름다운 제영성 시리즈 02_영

초판 발행   2012년 3월 10일

지은이   장용근
출판등록   제2010-3210000-2137173호
펴낸곳   JBK자영영연구소
                 www.JBKNMC.org
                 02-3462-1192
인쇄   (주)헬나루플로세스

ⓒ 장용근 JBK자영영연구소 2012

ISBN 978-89-966977-3-2
978-89-966977-4-9(세트)

잘못된 책은 펴진자에 있습니다.

아로니아 자연치유 시리즈

02

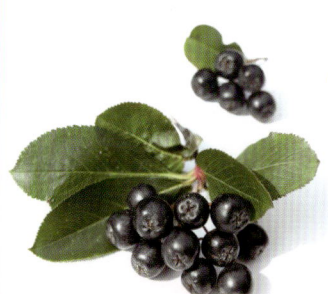

암

Introduction
암

항암제는 암에 무력하며
기존 암을 키우고 새로운 암을 유발한다

그동안 상담했던 대부분의 암환자들은 이미 마라톤 40킬로미터를 달리고 온 마라톤 선수처럼 장기간의 항암표준요법으로 체력과 면역력이 거의 고갈되어 낙타등의 바늘처럼 약간의 스트레스와 독소만으로도 생명이 위험한 경우가 허다하게 많았다.

말기 암환자라도 적절한 자연요법을 약 3개월 정도 철저하게 실시하면 체력과 면역력이 어느 정도는 회복된다. 그러나 가장 큰 문제는 자연요법으로 몸이 좋아지면 다시 항암표준치료를 받는다는 것이다. 수술·항암제·방사선으로 이미 생명력이 바닥난 상태에서 항암제와 방사선 등의 맹독성 약물이 다시 투약되면 약해진 몸이 버티질 못하고 결국 사망하게 된다. 암환자의 80%가 항암제와 방사선으로 죽어가고 있는 것이다.

그렇다면 암에 대해서 어떻게 대처할 것인가?

일단 암진단이 나오면 두려워하지 말고 3개월 동안 맨 먼저 각자에게 맞는 자연요법을 실시하도록 하자. 현대의학의 항암표준요법의 실시여부는 그 후에 결정해도 늦지 않다.

수술로 암을 잘라내도 낫지 않으며 결국 재발한다

수술의 경우, 대량출혈과 조직 압박의 심각한 문제가 아니면 일단은 미루고 자연요법을 실시하도록 한다. 만일 진행성 암일 경우 수술을 하게 되면 몸의 저항력이 급격하게 저하되어 암이 한층 악화되거나 새로운 암이 발생하기 때문이다. 자연요법으로 강력해진 면역세포와 면역효소가 순식간에 암세포를 제거할 것이다. 화학항암제와 방사선은 인체 고유의 생명력인 면역력을 심각하게 저하시키기 때문에 절대 사용해서는 안 된다.

이미 수술이나 화학항암제와 방사선치료를 받았거나 받고 있는 경우에는 즉시 화학항암제와 방사선치료를 중지하고 바로 자연요법을 실시하도록 한다. 기존의 화학항암제와 방사선치료로는 생명을 결코 연장시킬 수 없다. 오히려 인체 고유의 생명력인 자연치유력을 현저하게 저하시켜 하나밖에 없는 소중한 생명을 비참하게 앗아갈 뿐이다. 생명을 연장시키는 유일한 힘은 신이 우리에게 준 자연치유력이다. 자연치유력을 올리는 효과적인 자연요법만이 암을 극복하는 유일한 대안이다.

자연치유력이야말로 최고의 암주치의다

사람은 누구나 언젠가는 암에 걸린다. 대부분은 자기 몸에 암이 생긴 줄 모르고 암과 같이 살다가 자연사한다. 결국 암으로 죽는 것이다. 다만 선척적으로 특정 조직의 유전자가 취약하게 태어난 경우 더 빨리 암에 걸리는 것뿐이다.

매일매일 생기는 100만 개의 암세포와 10억 개의 염증세포로부터 우리 몸을 지키기 위해서는 항암제와 방사선이 아닌 건강한 면역세포와 면역효소를 충분히 보유해야 한다.

50억 년의 진화과정 동안 인간은 어마어마한 세균과 바이러스, 암과 염증으로부터 자신을 방어하는 시스템을 구축해왔다. 인류가 50억 년의 진화과정에서 터득한 강력한 자기방어복구기술이 면역력·혈류력·해독력·복구력으로 대표되는 자연치유력이다.

자연치유력이야말로 최고의 암주치의인 것이다. 우리 몸안에 있는 최고의 주치의인 자연치유력만 끌어올린다면 어떤 암도 순식간에 제거할 수 있다는 사실을 꼭 명심하자.

Contents

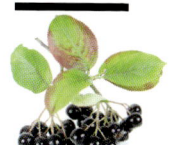

1. 암의 정의와 개요 08
2. 암의 발생과 자연치유 10
3. 암의 세포학적 특성 15
4. 유전자DNA의 변이와 암 17
5. 암의 발생유형 21
6. 암과 전자파 24
7. 암의 판정방법과 병기구분 25
8. 암의 종류와 특징 26
9. 암의 3대 표준요법의 문제점 32
10. 항암제의 종류와 부작용 44
11. 암 정기검진의 문제점 52
12. 합성항암제의 문제점 55
13. 자연항암제의 우수성 58
14. 암의 자연치유요법 60
15. 암을 죽이는 부교감신경 70
16. 암을 공격하는 백혈구 73
17. 암의 호전반응 76
18. 암의 자연치유 12가지 적 82
19. 강력한 자연항암제 C3G 85
20. C3G의 항암효과 90
21. 암의 자연치유 사례 96

1. 암의 정의와 개요

고령층의 둘 중 하나는 암환자며 셋 중 하나가 암으로 사망한다. 해마다 10만명의 암환자가 죽고 매년 20만명의 암환자가 새롭게 발생하고 있는 현 시점에서 암에 대한 새로운 대책이 없다면 국가 재정과 민간 재정은 곧 바닥나고 수많은 소중한 생명들이 허무하게 사라져갈 것이다.

수술요법, 항암요법, 방사선요법으로 대표되는 현대의학의 항암표준요법은 심각한 부작용과 더불어 근본적인 한계점을 명확하게 드러내고 있으며, 인체 고유의 자연치유력을 최대한 활용하여 암을 자연퇴치시키는 자연요법이 강력한 치유 패러다임으로 떠오르고 있다.

암세포란 정상세포의 핵에 존재하는 분열조절 유전자가 손상된 세포다. 세포의 정상적인 분열을 조절하는 유전자가 손상된 암세포는 통제불능의 상태가 되면서 제멋대로 커져 주변 정상세포의 성장을 방해할 뿐만 아니라 나중에는 정상세포의 생명을 앗아갈 수도 있다.

지금까지 밝혀진 암의 종류는 약 200종류가 넘으며 발생 부위에 따라 고형암과 혈액암으로 크게 나눌 수 있다. 고형암은 조직이나 피부에 생긴 암으로 전체 암의 95%를 차지하고, 혈액암은 혈구세포에 생긴 암으로 약 5%를 차지한다.

또한 암은 핵의 손상된 정도와 장소에 따라 양성종양·악성종양·암소로 나눌 수 있다. 양성종양은 핵이 약 50% 정도 변이된 것으로 성장속도가 느리며 독소가 적게 분비되어 생명에 거의 지장이 없지만 향후 악성종양으로 변이될 수 있는 세포다. 암 검진 시 발견되는 암세포는 대부분 양성종양이라고 볼 수 있다.

반면 악성종양은 핵이 100% 변이된 것으로 성장속도가 매우 빠르며 전이성이 강하고 독소가 대량 분비되어 신속하게 치유하지 않으면 치명적이다.

악성종양으로 진행되는 동안 혈액독소에 의한 혈액오염이 심해지면서 혈액정화용 혈관이 생성되는데 이를 암소라고 부른다. 암소는 대부분 악성종양과 더불어 진행되기 때문에 암소 부위에서 발견되는 종양은 대부분 악성종양이라고 볼 수 있다.

2. 암의 발생과 자연치유

2-1. 암의 발생

인체가 스트레스와 독소에 노출되면 혈관이 좁아지고 혈독이 증가하게 된다. 좁아진 혈관은 조직의 저산소환경을 유발하고, 스트레스와 독소로 증가된 혈액독소, 즉 혈독은 유전적으로 취약한 정상세포의 핵 유전자DNA를 손상시켜 암세포를 유발한다.

    스트레스와 독소로 인한 면역세포와 조직세포의 산화적 손상 oxi-dative damage·유전자 변이gene mutation·혈관수축·산소부족·저체온 상태는 인체의 자연치유력을 현저하게 감소시켜 200여종의 치명적인 암양성종양·악성종양·암소을 유발한다.

2-2. 암의 원인

A. 스트레스

스트레스는 사람에 따라 반응편차가 심하며 매우 상대적이다. 인체의 생명을 위협하는 강력한 스트레스는 신체 내에서 치명적인 내독소 활성산소·산화독소를 발생시켜 암을 유발시킨다. 암을 유발하는 스트레스는 크게 정신적·육체적·환경적 스트레스로 분류할 수 있다.

① 정신적 스트레스 : 이혼, 사망, 파탄, 고민, 공포, 초조, 갈등, 분노, 외로움 등. 이혼이나 가족의 사망과 같은 충격이 매우 큰 스트레스는 바로 치명적인 암세포를 만들 수 있다.

② 육체적 스트레스 : 과로, 야근, 과식, 과도한 운동, 과도한 산행 등. 食식이란 한자는 인간을 좋게 하는 것을 뜻하며, 癌암이란 글자는 음식을 산처럼 많이 먹으면 암이 된다는 의미다. 아무리 좋은 음식이라도 과식하면 몸 안에서 강력한 발암물질인 유해산소가 대량 발생되어 암이 유발된다. 또한 야근을 자주하는 직장인이나 운동선수들에게서도 암 발생률이 매우 높게 나타나고 있는데, 그 이유는 과식과 마찬가지로 야근할 때와 운동할 때도 유해산소가 대량 발생하기 때문이다.

③ 환경적 스트레스 : 휴대전화, 노트북, 컴퓨터, 수맥, 방사선, 자외선 등. WHO세계보건기구의 IARC국제암연구소는 휴대전화에서 방출되는 방사선은 전자레인지에서 방출되는 방사선과 동일한 방식으로 뇌세포를 조리하여 종양을 유발시키는 발암물질이므로 어린이와 청소년은 휴대전화를 절대 사용하지 말라고 권고하고 있다.

B. 독소

암을 유발하는 발암독소는 중금속, 간 유독물질, 미생물 독소, 단백분해산물 등이 있다.

① 중금속 : 수은, 납, 카드뮴, 비소 등. 자동차 배기가스, 반도체 생산공장, 시멘트 생산공장, 정유화학공장, 타이어 생산공장에서 중금속이 대량 배출되며 참치, 상어, 돌고래, 고등어, 연어, 게, 가재 등의 어류에서도 중금속이 대량 발견된다. 중금속은 인체에 흡수되어 암을 유발하는 대량의 치명적인 유해산소를 발생시킨다.

② 간 유독물질 : 약물, 농약, 알코올, 흡연, 식품첨가물, 과산화지질 등. 간 유독물질이란 주로 간이 해독하는 독소들을 말한다. 이 독소들이 과다하면 간에서 해독할 수 없는 독소들이 혈류를 타고 돌아다니면서 온몸의 조직을 파괴시켜 암을 유발한다.

③ 미생물 독소 : 유해균, 유해균 분비물 등. 유해한 세균이나 곰팡이, 유해균이 만든 독소를 말한다. 부정적인 생각이나 지나친 육류의 섭취는 유해균과 독소를 대량 생성시킨다. 소화관에서 생긴 미생물 독소는 장점막을 직접 손상시키거나 혈관에 흡수되어 암, 간질환, 크론병, 궤양성대장염, 갑상선질환, 건선, 홍반성루프스, 췌장염, 알레르기, 천식, 면역질환 등을 유발한다.

④ 단백분해산물 : 요산, 황화수소, 페놀, 인돌, 스카톨, 암모니

아 등. 육류나 우유 등의 단백질을 과다하게 섭취할 경우 소장에서 완전소화되지 못하고 대장에서 부패되어 대장암과 신장암 등을 유발하는 치명적인 독소를 발생시킨다.

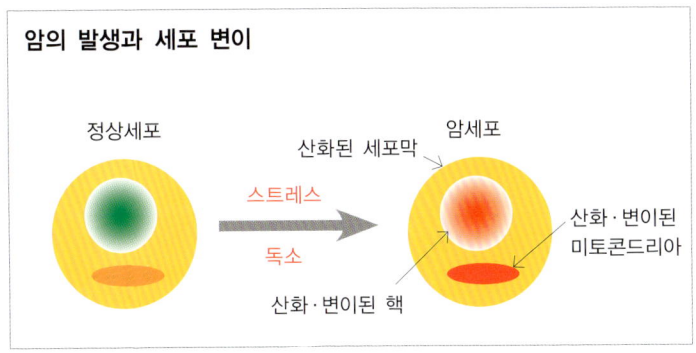

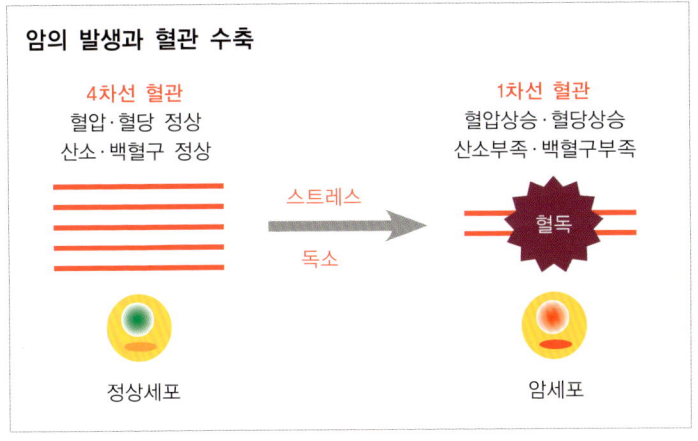

2-3. 암의 자연치유

스트레스와 독소에 의해서 세포가 손상되고 복구되는 과정에서 매일 100만개의 암세포와 10억개의 염증세포, 그리고 3,000억개의 죽은세포가 발생하고 있다.

정상적인 자연치유력을 보유한 사람은 매일 새벽 2~4시 사이에 암과 염증, 그리고 죽은 세포를 제거하는 면역림프구인 NKT세포·NK세포와 면역효소계가 활성화하여 전날 생긴 암세포와 염증세포, 그리고 죽은 세포를 완벽하게 제거하고, MAPC다능성체줄기세포가 활성화되어 새로운 정상세포를 공급함으로써 손상된 세포의 자연치유가 완성된다.

반면, 지속적인 스트레스와 독소로 자연치유력이 저하되어 암세포와 염증세포가 완전하게 제거되지 못하면 암세포가 기하급수적으로 성장해서 암에 걸리게 된다. 염증은 암으로 가는 중간단계의 암세포라고 볼 수 있다. 자연요법을 통해서 인체 고유의 회복력인 자연치유력을 끌어올리면 암은 순식간에 사라질 수 있다.

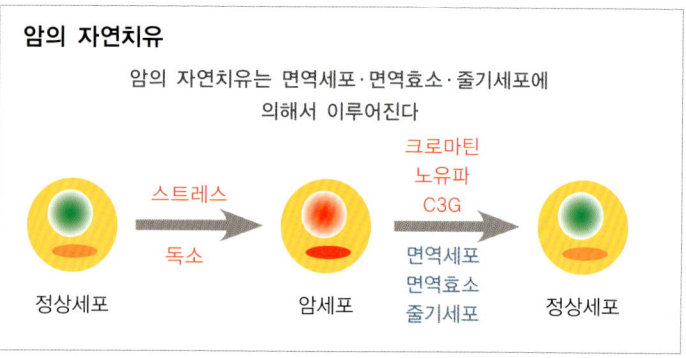

3. 암의 세포학적 특성

① 암은 염증세포에서 비롯된다. 염증세포가 연속하여 산화적으로 손상되고 유전적으로 변이되면 암세포가 된다.

② 암은 핵의 유전자DNA가 손상된 세포다. 정상세포의 분열조절 유전자나 암억제 유전자가 손상·변이되면 암세포가 된다.

③ 암은 혈액정화세포다. 인체는 오염된 혈액을 정화시키기 위해서 암소라는 새로운 혈관조직을 만들어 정상조직을 보호한다.

④ 암은 비정상적인 분열세포다. 세포핵의 분열조절 유전자가 손상되면 분열과 성장의 조절이 불가능한 통제불능의 암세포가 된다.

⑤ 암은 혐기성 발효세포다. 암세포는 산소가 없는 환경에서 포

도당을 발효시켜 생존하는 세포다. 암세포 주변에는 산소가 불필요한 혐기성 세균이 서식한다.

⑥ 암은 저산소와 저체온의 환경에서 증식하는 세포다. 암세포는 산소가 부족하고 체온이 낮은 환경에서 잘 성장한다. 대부분의 암환자는 체온이 35℃ 미만이며 호흡이 약하다.

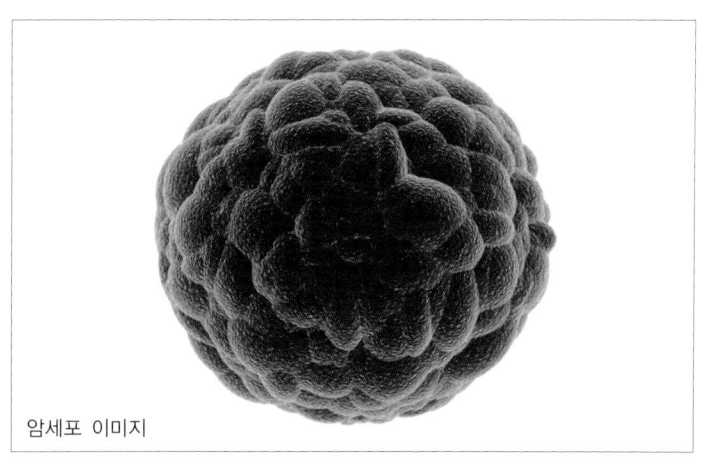

암세포 이미지

4. 유전자DNA의 변이와 암

각종 독소에 의하여 세포핵의 유전자DNA가 산화·변이되면 유전자 위치에 따라 암을 비롯한 다양한 만성질환이 발병한다.

4-1. 유전자란?

유전 정보 담겨있는 DNA

각각의 세포는:
- 46개 염색체
- 2미터 길이의 DNA
- 30억개의 핵산
  (A, T, C, G 염기물질)
- 단백질이 약 3만개의
  유전자 정보 포함

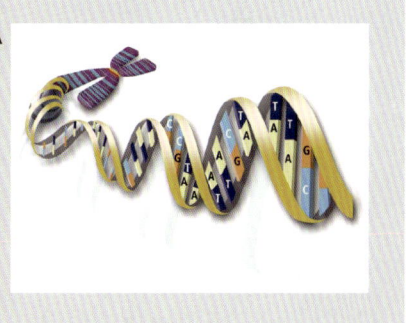

4-2. 암과 유전자 손상

유전자는 DNA와 히스톤이라는 단백질로 구성되어 있다. 발암물질인 스트레스와 독소에 의해서 DNA 또는 히스톤이 손상되거나 변이되면 암세포가 발생한다.

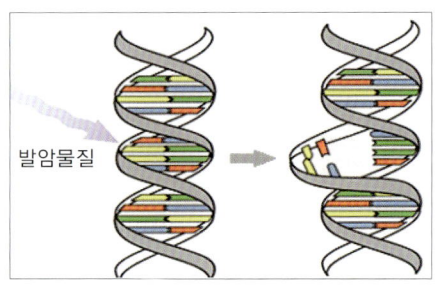

4-3. 암과 유전자 지도

인체세포에는 23개의 염색체가 존재하며 이 염색체는 DNA와 히스톤이라는 단백질로 구성되어 있다. 각 염색체에는 질병세포와 관련있는 수백 개에서 수천 개의 유전자가 들어있다.

◉ 각 염색체에 들어있는 질병 관련 유전자
   ○ 1번 염색체-전립선암, 녹내장, 알츠하이머치매
   ○ 2번 염색체-결장암, 기억상실증, 청각손실
   ○ 3번 염색체-폐암
   ○ 4번 염색체-파킨슨치매
   ○ 5번 염색체-대머리, 여드름
   ○ 6번 염색체-당뇨병, 간질, 소뇌위축증 근육운동장애

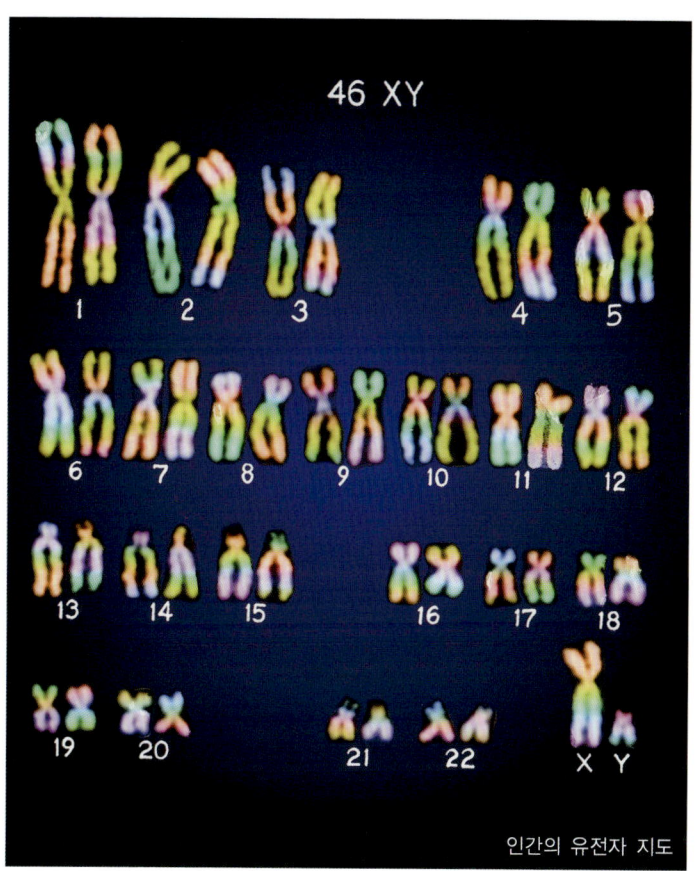

인간의 유전자 지도

○ 7번 염색체-비만, 낭포성섬유증폐점막세포결함현상, 당뇨병

○ 8번 염색체-베르너증후군 청소년기조로현상, 버키트림프종

○ 9번 염색체-악성흑생종 피부암, 골수성 백혈병

○ 10번 염색체-망막위축증

○ 11번 염색체-당뇨병, 내분비선종양 갑상선암

- 12번 염색체-페닐케톤요증효소 결핍으로 정신장애 유발
- 13번 염색체-유방암, 망막모세포종소아의 눈에 생기는 종양, 윌슨병구리가 축적되어 간과 신경계질환 유발
- 14번 염색체-알츠하이머치매
- 15번 염색체-정신장애, 콜라겐손상
- 16번 염색체-크론병
- 17번 염색체-유방암, 종양억제단백질P53
- 18번 염색체-췌장암
- 19번 염색체-동맥경화
- 20번 염색체-면역결핍증
- 21번 염색체-근위축증
- 22번 염색체-만성골수성 백혈병
- 23번 X염색체-근위축증, 대뇌변성증, 남성정신장애
- 23번 Y염색체-성결정유전자

5. 암의 발생 유형

5-1. 양성종양세포핵이 50% 파괴된 암세포

스트레스나 독소에 의해서 조직세포의 핵이 약 50% 정도 손상·변이되면 양성종양이 된다. 분열과 증식 속도가 매우 느리며 독성이 거의 없고 혈액이 더 오염되면 악성종양으로 변한다.

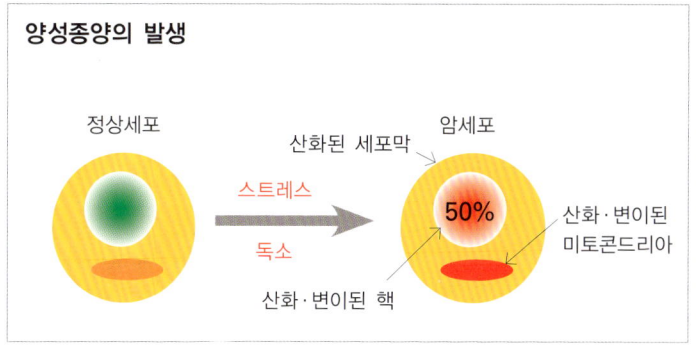

5-2. 악성종양_{세포핵이 100% 파괴된 암세포}

과도한 스트레스와 강력한 독소에 의해서 조직세포의 핵이 100% 손상·변이되면 세포분열의 조절이 거의 불가능한 악성종양이 된다. 분열과 증식 속도가 매우 빠르며 혈액이 더 오염되면 악성종양의 주위에 혈액정화용 혈관인 암소를 형성시켜 정상 조직세포를 보호한다.

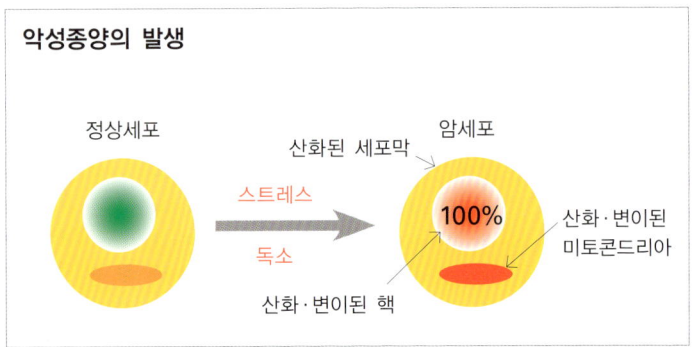

5-3. 암소_{혈액정화 혈관조직}

과다한 혈액독소로부터 조직세포를 보호하기 위해서 적혈구와 백혈구가 융합하여 만든 그물망 모양의 혈관조직으로 일종의 혈액정화장치다. 악성종양 주변에 동시에 발생하는 경우가 많다.

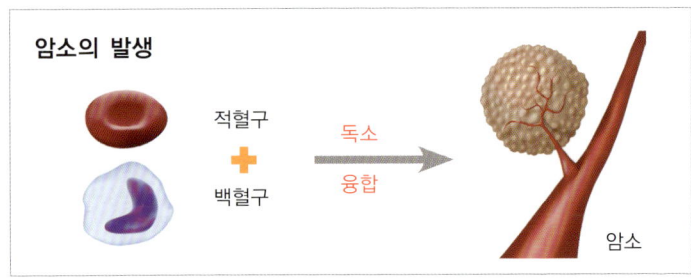

5-4. 암바이러스 암을 유발하는 내재성 바이러스

혈액독소에 의해서 혈액이 오염되면 조직세포가 혈구로 분해되고 혈구는 최종적으로 암바이러스로 분해되어 주변의 정상 조직세포를 감염시켜 암세포를 만든다.

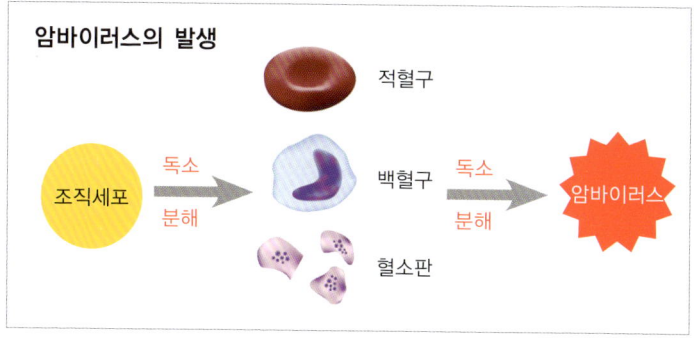

6. 암과 전자파

전자파는 세포를 손상시켜 암을 유발하는 비전리 방사선이다. 방송국에서는 일반 사무실보다 약 10배 이상의 강력한 전자파가 측정된다. 앰프, 조명, 카메라, 음향기기 등으로 가득찬 방송국 스튜디오 안은 4mG^{밀리가우스}에 달하는 전자파로 오염된 발암공간인 것이다.

연구조사에서 4mG 전자파에서는 1mG보다 백혈병 발병율이 약 5배 이상 높은 것으로 나타났다. 즉, 스튜디오와 무대 그리고 콘서트장 등에 흐르는 치명적인 전자파가 연예인들이 암에 더 잘 걸리게 만드는 강력한 발암물질이 되고 있는 것이다. 가혹한 스케줄과 중압감, 그리고 방송국에서 방출되는 전자파와 같은 강력한 스트레스는 수많은 연예인들을 암환자로 만들고 있다.

휴대전화에서 방출되는 전자파도 비전리 방사선이므로 지속적인 휴대전화 사용은 뇌종양이나 백혈병 등의 암을 유발할 수 있다. 암을 예방하거나 자연치유하기 위해서는 가급적 휴대전화를 사용하지 말아야 하며 문자나 이어폰 등의 통신수단을 활용하는 것이 좋다.

7. 암 판정방법과 병기 구분

① 암 판정방법

※TP53유전자 : 암을 억제하는 유전자로 이 유전자가 변형되면 암이 발생한다.

CT검사	조직검사 유전자 변형	TP53 종양발생	타조직	재발	결론
○	○	※			양성종양
○	※	○			양성종양
○	○	○			진행성종양
○	○	※	○		악성종양
○	○	※		○	악성종양

② 암 TNM 병기 구분

T(Tumor extent) : 종양조직의 크기
N(Lymph Node status) : 림프절 종양유무
M(Distant Metastasis) : 타조직의 종양유무

병기 구분		규정	판단	비고
조기암		1cm 이하 종양	canceroid	양성종양
1기	a	T1/N0		
	b	T1/N0, T2/N0		
2기	a	T1/N1		
	b	T2/N1,T3/N0		
3기	a	T1~3/N2,T3/N1	cancering	진행성종양
	b	T4/anyN,anyT/N3		
4기	a	anyT / anyN/ M1	cancered	악성종양

8. 암의 종류와 특징

8-1. 위암

스트레스·탄고기·튀긴음식·정제염·정제설탕 등은 위암을 유발하는 중요한 인자다.

    고기를 굽거나 튀길 때 발암물질인 벤조피렌 등의 PAHs^{Polynuclear aromatic hydrocarbons 다핵방향족탄화수소}와 HCAs^{Heterocyclic aromatic amines 이성화방향족아민}이 대량 생성된다.

8-2. 대장암

스트레스·육류·우유의 과다섭취가 가장 중요한 원인이다. 가난 때문에 육류섭취를 거의 못하는 우간다에는 대장암 환자가 거의 없다. 완전소화되지 못한 육류 단백질이 부패되어 생성된 요산·암모니아·페놀 등이 대장점막에 독소로 작용하여 대장암을 유발하고, 흡수되지 못한 담즙이 산화되어 메틸콜란스렌^{methylcholanthrene}이라는 발암

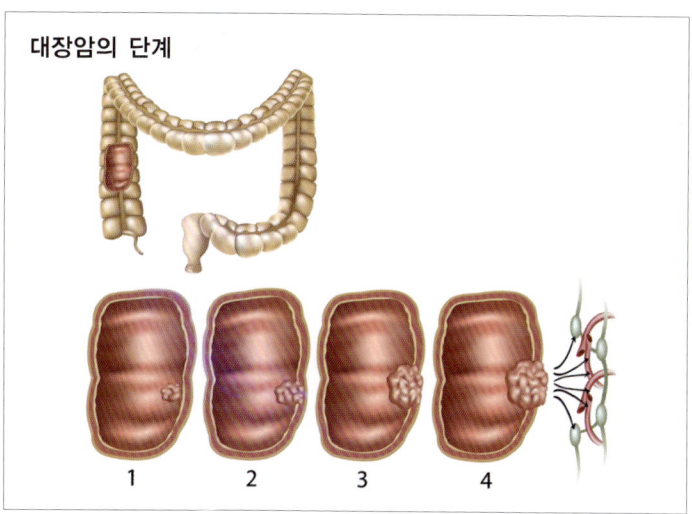

대장암의 단계

물질로 변한다. 또한 고기를 굽거나 튀길 때 대량 발생하는 발암물질인 PAHs와 HCAs이 대장암의 중요한 발병원인이 되고 있다.

8-3. <u>간암</u>
스트레스·과음·간염·간경화·흡연·아플라톡신곰팡이독소이 주요 원인이다. 과음에서 생성된 과산화수소가 간세포를 공격하여 간암을 유발한다. 주로 농산물에 기생하는 곰팡이로부터 분비되는 아플라톡신은 간암 유발물질로 알려져 있다.

8-4. <u>폐암</u>
스트레스·흡연·연기·미코톡신곰팡이독소 등이 가장 큰 발암원인이다. 흡연은 체내에서 비타민과 효소를 소모시켜 폐암을 유발한다. 고기

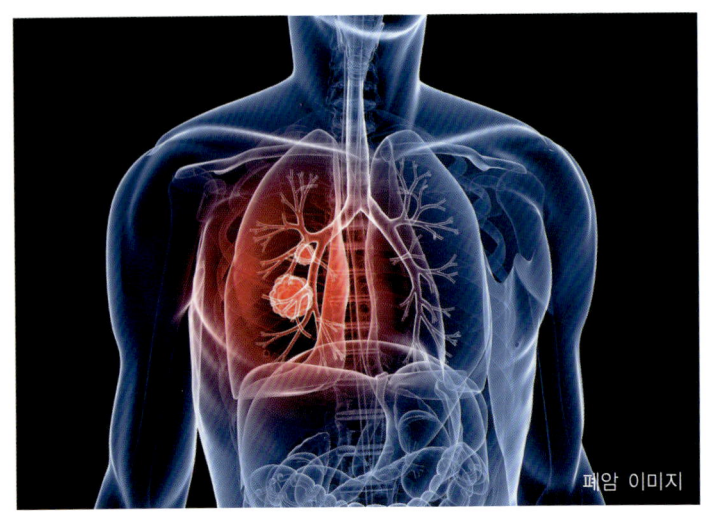

폐암 이미지

를 굽거나 튀길 때 대량 발생하는 연기성분인 PAHs와 HCAs은 폐암을 유발하는 강력한 발암물질이다. 연기가 많이 나는 요리를 하는 주부들과 중국집 주방장들이 많이 걸리는 암이다.

미코톡신은 담배·맥주·포도주·치즈 등의 발효과정에서 발생하는 곰팡이독소로써 폐암·자궁암·신장암·식도암 등의 원인이 된다.

8-5. 유방암

스트레스·방사선·분유수유·우유·과자·커피·피임약 등이 주요한 원인이다. 모유수유를 원칙으로 하고 피임약을 복용하지 말아야 한다.

피임약에 함유된 합성에스트로겐은 유방세포를 이상분열·증식시켜 유방암을 유발한다. 성인이 되어서도 우유제품을 섭취하는 미국인과 유럽인들은 아시아, 아프리카인들에 비해서 유방암에 걸릴 확률이 매우 높고, 유방이 크고 지방섭취가 많을수록 에스트로겐이 과다하게 활성화되어 유방암에 걸릴 확률은 높아진다.

또한 월경을 빨리 시작했거나 폐경이 늦을수록 유방암의 발병율은 높아진다.

8-6. 췌장암

스트레스·약물·알코올·육류·흡연·커피 등이 주요한 원인이다. 감기약에 함유된 항생제와 소염진통제의 장기적인 복용은 췌장세포를 파괴시켜 췌장암을 유발한다.

췌장암으로 인한 사망률이 위암, 폐암, 간암, 식도암보다 압도적으로 높은 이유는 장기의 크기가 작고 크기에 비해 생명유지에 가장 중요한 역할을 하기 때문이다. 만일 췌장암에 걸리면 음식물에 대한 소화가 힘들어지고 신진대사에 필요한 에너지를 생성시킬 수 없기 때문에 오래 살 수 없는 것이다.

8-7. 갑상선암

스트레스·저체온·방사선 등이 주요한 원인이다. 여성이 남성보다 5배 이상 많이 발병하며, 그 이유는 여성이 남성보다 체열이 낮으며 이때 체열을 높이는 조직인 갑상선세포가 과도한 스트레스를 받는 과정에서 암세포가 생성되기 때문이다. 갑상선에서 발생하는 대부분의 암세포는 양성종양이다.

8-8. 백혈병

스트레스·소염진통제·중금속·우유·과자·커피 등이 주요한 원인이다.

　감기약에 함유된 항생제와 소염진통제의 장기적인 복용은 백혈병을 유발하며 반도체회사·페인트회사·정유회사·타이어회사 등에서 방출되는 중금속과 유해물질의 장기적인 호흡기 섭취는 백혈병의 중요한 발병요인이 된다.

8-9. 전립선암

스트레스·육류·우유·남성호르몬·전립선비대증 등이 주요한 원인이다. 과도한 성관계는 전립선세포를 노화시켜 전립선암을 유발한다. 합성남성호르몬은 전립선세포의 이상분열을 야기시켜 전립선암을 유발한다.

8-10. 자궁암

스트레스·육류·비만·피임약 등이 주요한 원인이다. 피임약에 함유된 합성에스트로겐은 자궁점막세포를 이상분열·증식시켜 자궁암을 유발한다. 식물성 에스트로겐은 에스트로겐 조절물질을 함유하고 있기 때문에 자궁암과 유방암을 유발하지 않는다.

8-11. 담낭암

스트레스·담석·피임약·노산·비만 등이 주요한 원인이다. 체온이 저하되면서 콜레스테롤이 굳어져 생성된 담석은 담낭을 지속적으로 자극하여 담낭염증을 유발하고 더 악화되면 담낭암이 된다.

8-12. 신장암·방광암

스트레스·흡연·약물이 주요한 원인이다. 혈압강하제·이뇨제·소염진통제의 장기간 복용은 신장세포를 손상시켜 신장암을 유발한다.

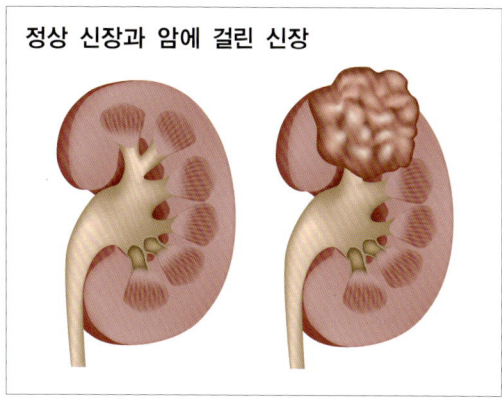

정상 신장과 암에 걸린 신장

9. 암의 3대 표준요법의 문제점

9-1. 수술요법

종양수술은 인체에 심각한 스트레스로 작용한다. 인체가 스트레스를 받으면 여지없이 혈관이 수축하고 혈전이 생성되며 과립구가 증가한다.

수술로 증가된 과립구는 암 주변의 정상세포를 손상시켜 새로운 염증과 암을 유발하는 것이다. 또한 외과수술을 하기 전에 마취 및 안정과 혈압상승을 막기 위해 진정제 및 마취제를 투여하고, 감염과 통증을 막기 위해 항생제와 진통제를 투여하는 등 해로운 수많은 약물독소가 환자의 장기에 침투된다. 이러한 약물들은 산소와 백혈구의 이동통로인 혈관을 차단하여 면역력을 저하시킨다.

최근에는 항생제의 과도한 사용과 병원의 나쁜 위생상태로 인해 모든 항생제에 저항하는 슈퍼버그라고 하는 박테리아가 출현하여 환자의 생명을 위협하고 있다. 따라서 종양이 장기를 압박하거나 출혈 등의 위급한 상황을 예외로 하고 대부분의 수술은 급하게 할 필요가 없다. 수술을 결정하기 전에 충분한 시간이 있다. 최소한 3개월 동안 자연치유요법을 실시하여 면역 및 혈류의 기능을 최대로 끌어올린 후 수술을 결정해도 늦지 않다.

암은 잘라내도 낫지 않으며 절제해도 반드시 재발한다. 그런데 병원에서는 검진으로 암이 확인되면 왜 수술을 할까?

그 이유는 의사들이 암은 전이된다라는 잘못된 생각을 갖고 있기 때문이다. 그러나 암은 전신병으로 현대의학이 주장하는 암의 전이설과 수술요법은 잘못된 것이다. 암은 전이되는 것이 아닌, 혈액오염으로 발생하는 전신질환이기 때문에 국소적으로 눈에 보이는 종양을 제거한다고 해서 암이 근본적으로 제거되지는 않는다. "구멍난 지붕을 방치하고 바닥에 샌 빗물만 닦는" 임기응변 식의 항암 3대 표준요법으로는 암의 치유는 거의 불가능하다.

전체 암환자의 80% 이상이 잘라내도 낫지 않는 수술로 암을 절제하고 바로 이어 효과도 없고 치명적인 부작용을 갖고 있는 항암제 치료로 죽어가고 있다. 최근에는 0.5mm의 암도 발견하는 최첨단 암환자 발생기인 헬리컬Helical CT로 무수한 암환자를 만들어 수술을 강행하고 있다. 이 기계로 검사하면 건강한 사람도 전원 암환자가 될 것이다. 왜냐하면 건강한 사람도 좁쌀크기(약 1mm)의 암세포가 매일 만들어지기 때문이다.

암세포는 하루 만에 팥알 정도 크기로 커질 수 있다. 설상가상으로 면역력이 저하되면 암은 즉시 커진다. 만일 헬리컬 CT 진료로 암을 발견한다면 인생 최대의 불행이 될 확률이 높다. 발견한 김에 수술을 하도록 권유받으며 내친 김에 항암치료를 받게 될 것이다.

암을 조기발견하고 조기수술한 후 항암치료를 받는다면 면역력이 급격하게 저하되고 새로운 암세포가 폭풍 성장하여 조기사망할 확률이 매우 높아진다. 즉 암의 조기발견은 수명연장은커녕 오히려 조기사망의 중요한 원인이 될 수 있다는 사실을 명심하자.

초기 위암 환자에게 아무런 치료도 하지 않고 방치한 채로 암세포가 두 배로 커질 때까지 암의 성장속도를 조사한 결과 평균 5년 정도 걸렸다. 만일 이 위암 환자에게 적절한 자연요법을 실시했다면 암세포는 거의 소멸되었을 것이다. 암은 처음에는 빠른 속도로 분열하지만 조기암 단계부터는 속도가 떨어지기 때문에 수술을 서둘러 할 필요가 전혀 없는 것이다. 캐나다의 경우 아무 치료도 하지 않는 무치료요법이 수술요법의 4배, 항암제요법의 7배에 이른다.

간혹 수술을 해서 낫는 경우도 있지만 그것은 수술로 암을 잘라내어 나은 것이 아니고 정신적 안도감과 올바른 식생활, 그리고 생활습관의 변경 등으로 몸의 자연치유력이 증가되어 나은 것이다.

암 수술 후 한 번도 눈을 뜨지 못하고 죽는 사람도 많으며, 수술 후유증으로 고통스러워하는 사람도 너무나 많다. 실제로는 암이 아닌데 절제된 경우도 의외로 많으며, 대장이나 유방의 경우 악성과 양성의 구별이 매우 힘들어 경험이 많은 전문의도 60% 이상의 오진을 보인다.

특히 간, 위, 폐 등의 혈관이 많은 내장조직암을 수술할 경우 사망할 위험성이 타 조직암에 비해 매우 높다.

수술 과정에서 받는 심각한 정신적·육체적·약물 스트레스로 인해 심근경색이나 뇌졸중이 자주 발생한다. 보통 술사율, 즉 수술 직후 3개월 내 사망할 확률은 약 10% 이상이며 노령일수록 술사율은 급격하게 높아진다. 식도암의 경우 수술 후 1년 이내에 50% 환자가 사망하는 것으로 알려져 있다. 아무것도 하지 않았으면 분명히 더 살았을 것이다.

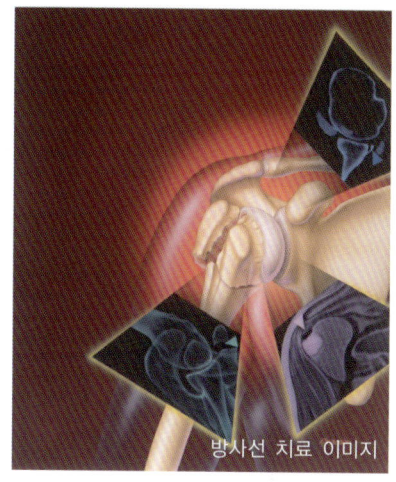

방사선 치료 이미지

9-2. 화학항암요법

미국 국립암연구소(NCI)는 의회에서 "항암제는 무력하며 항암제를 투여해도 암종양은 순식간에 자신의 유전자를 변화시켜 항암제를 무력화시킨다"라고 증언하였다. 그리고 미국국가조사기관인 OTA에서 4기 폐암환자를 상대로 항암제의 효과를 확인하는 임상실험을 실시한 결과 "어떤 항암제 치료법도 환자의 생명을 연장시키는 효과는 없었다"라고 밝혔다.

항암제를 2개 이상 투여한 경우 암의 축소효과는 20%, 항암제를 1개 투여한 환자들은 10% 이하에서 축소효과가 나타났다. 하지만 항암제 2개 이상 투여군 환자들의 생존기간은 항암제 1개 투여한 그룹에 비해 7~10배 짧았다.

항암제에 의한 종양의 축소효과가 높은 환자그룹일수록 빨리 사망한 것이다. 일시적으로 축소된 종양이 바로 다시 재발해서 악성화된 것이다. 항암제를 투여받은 환자들은 5개월에서 8개월 사이에 대부분 종양이 다시 커지기 시작한다. 종양 축소효과가 가장 뛰어났던 환자들은 종양이 다시 커져 원래 크기로 돌아오는 기간이 가장 짧았다. 항암제는 암을 증식시키는 증암제라는 사실이 밝혀진 것이다.

항암제는 암의 증식을 돕는 증암제일 뿐만 아니라 동시에 새로운 암을 유발하는 발암제이기도 하다. 췌장암의 5년 생존율은 0.7% 정도밖에 되지 않지만 통계적 조작을 통해 20%까지 생존율을 부풀리고 있다.

5년 생존율의 증가는 조기발견의 결과이지 항암표준요법이 우수해서가 결코 아니다. 그렇다면 왜 5년 생존율인가? 5년 생존은 완치를 의미하는 것이 아니다. 5년 이후 암이 재발하는 경우가 대부분이기 때문이다. 만일 10년 이상의 생존율이었다면 많은 암환자들이 재발하였을 것이고, 완치율은 현저하게 저하될 것이 분명하기 때문에 항암제의 암 완치율을 과대포장하기 위해서 5년 생존율을 만든 것이다.

2200년 전에 히포크라테스는 "인간은 자신 속에 100%의 의사가 있다"라고 했다. 이 말은 의사의 역할은 천성적으로 갖춰진 환자의 자연 치유력을 단지 돕는다라는 것을 의미한다.

사무엘 하네만은 "건강한 사람에게 투여해서 어떤 증상을 일으키는 물질은 그 증상을 고칠 수도 있다"라는 동종요법을 개발했다. 동종요법이란 잠자고 있는 자연치유력을 깨워 질병을 치유하는 자연요법의 일종이다. 증상이란 치료되는 과정의 발현이다. 이런 관점에서 동종요법은 동양의학의 기본인식과 통한다. 항암제는 자연치유력에 브레이크를 거는 독소다. 약용식물요법, 정골요법, 심리요법, 동종요법, 운동요법 등은 자연치유력을 증진시키는 자연요법의 일종이다.

모든 암전문의들이 항암제 사용을 중지한다면 수십만 명의 암환자는 생명이 연장되고 병이 나을 것이다. 암을 앓고 있는 100명의 환자 중 항암치료로 효과를 볼 수 있는 것은 10명 정도이다. 현행 건강보험제도에서 처방되는 항암제는 암환자의 면역력을 저하시켜 치료를 불가능하게 하고 후유증, 합병증, 재발, 전이, 사망사고 등을 빈번하게 일으킨다. 화학항암제는 암에 효과가 있기는커녕 암을 악성화시키고 증식시키는 것이다.

자연치유력은 대자연이 인간에게 준 삶을 지속하는 힘이다. 그런데 자연항암제는 자연치유력을 끌어올려 암의 근본치유를 가능하게 하면서도 과대광고로 고발당하는 반면, 오히려 암을 악화시키고 암을 유발하는 항암제는 대부분의 암환자에게 합법적으로 처방되고 있다.

제약사와 병원은 맹독성 물질인 항암제를 왜 면역력이 저하된 암환자에게 무차별적으로 투여하는 것일까? 처음부터 암환자에 대한 치료가 목적이라기보다는 대량의 항암제 사용으로 발생하는 치료비와 약값에 포함된 막대한 이익 때문일 것이다. 대부분의 항암제는 수백 배의 폭리를 취하고 있다.

1948년 페니실린 쇼크로 사망하는 사고가 처음 발견되었고, 1961년 탈리도마이드의 부작용으로 기형아를 출산한 사건이 있었다. 현재 사용되는 항암제도 효과가 없고 부작용만 심각하지만 병원에서는 혹시 효과가 있을지도 모른다는 생각으로 사용하고 있는 것이다.

화학항암제는 빠르게 분열하는 성질을 가진 암세포의 분열을 억제하여 악성종양의 크기를 약간 줄이는 것이지 암세포를 근본적으로 사멸시킬 수 없다는 사실을 명심해야 한다. 또한 암세포의 축소 효과는 대략 암환자 10명 가운데 1명에서만 나타난다. 유효율이 겨우 10%다. 90%의 암환자는 항암제로 암이 꿈쩍하지도 않는다. "항암제가 효과가 있다"는 말은 항암제 투여 후 "4주 이내에 암이 조금 줄여든다"라는 의미에 지나지 않는다. 그것도 10명 중 1명만 효과가 나타난다. 병원과 제약회사가 주장하는 "항암제가 효과가 있다"라는 말은 꼼수의 극치라고 하겠다.

10명 중 1명이 항암제를 사용하여 간신히 크기가 줄어든 암도 4

주가 지나면 다시 커진다. 10명 중 1명에게 나타나는 축소효과도 암세포가 항암제 내성 유전자를 만들어서 항암제를 무력화시키므로 항암제를 아무리 투여해도 암이 줄어들지 않는다. 항암제를 투여하지 않은 경우에는 고칠 방법이 있지만, 지속적인 항암제 투여로 면역력이 현저하게 떨어져 있으면 자연요법도 거의 기대할 수 없다.

또한 화학항암제로 암세포를 죽일 때 주변의 건강한 세포도 대부분 같이 죽게 되어 림프구수 저하, 메스꺼움, 구토, 내출혈, 구강궤양, 탈모, 기억상실 등의 증상이 나타나게 된다.

불행한 사실이지만 화학항암제로 암세포의 완전한 소탕은 불가능하다. 오히려 화학항암제의 남용은 항암제로 죽지 않는 반항암제 유전자ADG를 가진 슈퍼 암세포를 만들 뿐만 아니라 자연치유력을 상실시켜 새로운 암을 만드는 등 암치유를 영원히 불가능하게 할 수도 있다. 암환자의 80% 이상이 수술과 맹독성항암제, 그리고 방사선 치료로 죽어가고 있는 것이다.

일본 후생성에서도 "항암제는 전혀 효과가 없으며 맹독성으로 새로운 암을 유발시키고 오히려 암을 악화시켜 생존기간을 더욱 짧게 만들고 있다"라는 것을 공식적으로 인정했다.

일본에서 2005년도에 시판되어 대장암에 획기적이라고 광고했던 항암제 신약인 플라틴의 효과는 수명을 고작 한달 연장시키는 것이었다. 심리적인 효과인 플라세보Placebo 효과를 감안하면 거의 효과가 없으며 오히려 독약에 가까운 것이었다. 발매 후 4개월 내에 46명이 죽었다. 항암제의 주작용은 백혈구의 감소이며, 부작용은 암세포가 축소되는 것이다.

항암제 치료를 받은 15만 명의 환자들을 조사한 결과 폐암, 유방암, 난소암, 악성림프종 등의 치료를 받는 경우 방광암이 주로 발병하고, 백혈병 치료를 받은 환자는 폐암이, 난소암 치료를 받은 환자는 대장암이 주로 발병했다. 항암제가 어느 정도 유효한 암은 소아의 급성백혈병, 난소암, 고환암, 폐암(소세포암), 융모상피암, 악성림프종 등에 국한된다. 이것을 제외한 나머지 종류의 암에서는 항암제의 효과를 거의 기대할 수 없다. 위암, 유방암, 폐암(소세포암 제외), 간암, 자궁암, 식도암, 췌장암, 신장암, 갑상선암, 대장암 등에는 항암제는 무효하다.

 최근에 항암제를 소량으로 분할 투여하는 휴면요법이 개발되어 암환자들에게 투여되고 있지만, 이 요법은 탈모, 식욕저하 등 급격한 부작용이 나타나지 않을 뿐이지 서서히 암환자의 면역력을 떨어뜨려 대량 항암요법을 받은 환자에 비해 기껏해야 1년 더 사는 산송장을 만들 뿐이다. 암환자가 휴면요법으로 항암치료를 받을 경우 기존 항암치료보다 2배 이상의 항암제를 더 투여받는다. 무자비한 항암제 투여로 병원과 제약사는 더 강해지고 커지고 있지만, 환자는 더 약해지고 죽어가고 있는 것이다.

9-3. 방사선요법

방사선은 의학적 진단이나 치료를 위해서 사용된다. 암의 진단을 위해 사용되는 진단용 CT 방사선은 X선의 수백 배 이상으로 면역력 저하와 새로운 암세포 생성 등 인체에 심각한 부작용을 초래한다. 특히 암의 치료를 위해 사용되는 과량의 치료용 방사선은 면역기능과 혈류기능을 급격하게 저하시키고 정상세포를 손상시키는 등 오히려 암을 유발하는 발암물질로 작용한다.

치료용 방사선을 쬐면 암을 죽이는 백혈구인 림프구가 60~80% 이상 감소하여 나중에 새로운 암세포가 발생하게 된다. 환자의 부작용을 줄이기 위해서 암 부위만 집중적으로 방사선을 사용하는 스마트요법이 개발되었지만 전체적인 자연치유력이 떨어지는 것은 막을 수 없다.

항암제보다 더 무서운 것이 방사선이다. 방사선은 림프구수를 가장 강력하게 줄게 한다. 따라서 몸이 심각하게 마른다. 항암제보

방사선 검사 및 치료시 피복선량

종류	부위 피폭량	비고
X선	0.1mSv	
CT촬영	머리(2.3mSv), 몸(13.3mSv) 전신(8.8mSv), 위(15mSv)	
위 투시검사	약150mSv	1회(15mSv)×최소 10회 검사
암치료 종양 부위	60,000mSv	방사선 암치료
사망	100,000mSv	

다 훨씬 심각하다. 대포로 벼룩 잡는 격이다. 방사선 자체가 암의 재발요인이 되므로 재발할 경우 싸울 힘, 즉 면역력은 거의 남아 있지 않다.

방사선의 1년 허용량은 일반인은 1mSv, 항공기승무원은 5mSv, 원자력발전소 근무원은 20mSv로 엄격하게 제한하고 있다. 이 이상 노출되어 백혈병 등의 암에 걸리면 산업재해로 인정받는다. CT촬영 두 장은 원자력발전소 근무원의 1년 허용 방사선량을 훌쩍 뛰어 넘는 어마어마한 방사선량이다. 보통 암환자들은 암상태를 확인하기 위해서 1년 동안 평균 40번 정도의 CT촬영을 받는데 이때 사용되는 대량의 방사선은 새로운 암과 내성암을 유발시키는 강력한 발암물질로 작용한다.

또한 사망한 말기 폐암환자의 1년간 방사선 치료에 사용된 방사선량을 조사한 결과 치사량에 버금가는 64,000mSv로 나타났다. 암으로 사망한 것이 아니라 방사선으로 인한 면역력 저하로 사망한 것이다.

아로니아 자연치유_암 43

방사능 노출 수준에 따른 증세

(단위:시버트, 0.0035시버트=자연 상태 방사능 조사량)

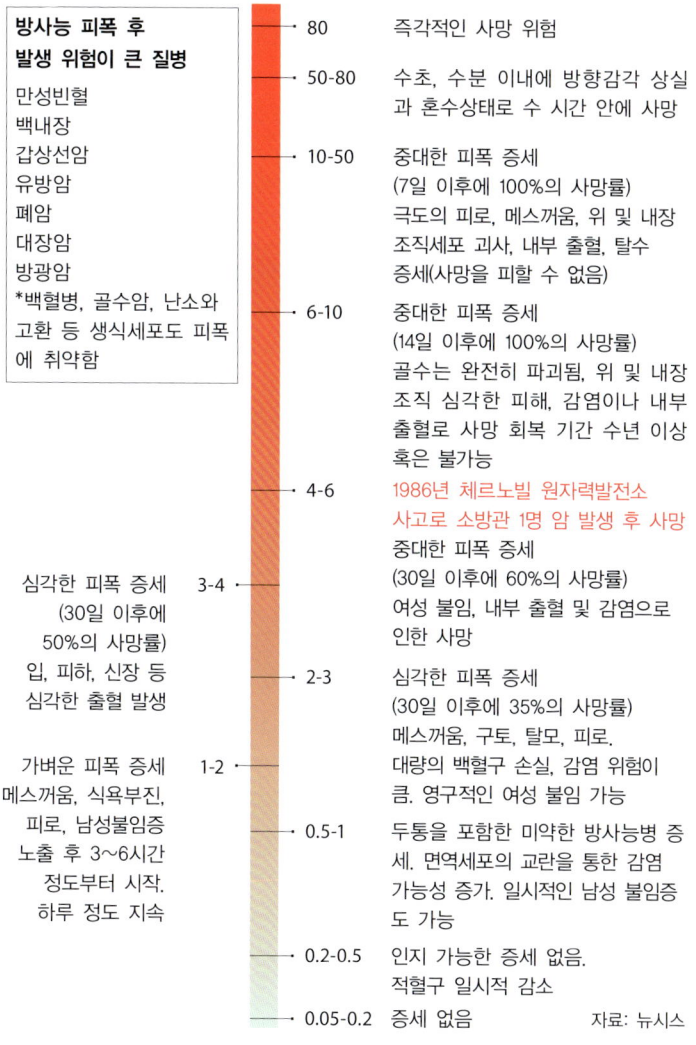

방사능 피폭 후 발생 위험이 큰 질병
- 만성빈혈
- 백내장
- 갑상선암
- 유방암
- 폐암
- 대장암
- 방광암

*백혈병, 골수암, 난소와 고환 등 생식세포도 피폭에 취약함

시버트	증세
80	즉각적인 사망 위험
50-80	수초, 수분 이내에 방향감각 상실과 혼수상태로 수 시간 안에 사망
10-50	중대한 피폭 증세 (7일 이후에 100%의 사망률) 극도의 피로, 메스꺼움, 위 및 내장 조직세포 괴사, 내부 출혈, 탈수 증세(사망을 피할 수 없음)
6-10	중대한 피폭 증세 (14일 이후에 100%의 사망률) 골수는 완전히 파괴됨, 위 및 내장 조직 심각한 피해, 감염이나 내부 출혈로 사망 회복 기간 수년 이상 혹은 불가능
4-6	1986년 체르노빌 원자력발전소 사고로 소방관 1명 암 발생 후 사망 중대한 피폭 증세 (30일 이후에 60%의 사망률) 여성 불임, 내부 출혈 및 감염으로 인한 사망
3-4	심각한 피폭 증세 (30일 이후에 50%의 사망률) 입, 피하, 신장 등 심각한 출혈 발생
2-3	심각한 피폭 증세 (30일 이후에 35%의 사망률) 메스꺼움, 구토, 탈모, 피로. 대량의 백혈구 손실, 감염 위험이 큼. 영구적인 여성 불임 가능
1-2	가벼운 피폭 증세 메스꺼움, 식욕부진, 피로, 남성불임증 노출 후 3~6시간 정도부터 시작. 하루 정도 지속
0.5-1	두통을 포함한 미약한 방사능병 증세. 면역세포의 교란을 통한 감염 가능성 증가. 일시적인 남성 불임증도 가능
0.2-0.5	인지 가능한 증세 없음. 적혈구 일시적 감소
0.05-0.2	증세 없음

자료: 뉴시스

10. 항암제의 종류와 부작용

아래 소개되는 모든 항암제는 암을 악화시키고 더 성장시키는 증암제일 뿐만 아니라 정상세포를 손상시켜 새로운 암을 만드는 발암제로 작용한다. 항암제는 몸에는 해롭고 암에는 이로운 물질이다.

10-1. 알킬화제
1917년 독일군이 영국군에게 사용한 살인 독가스를 항암제로 개발한 것으로 암세포의 분열에 필요한 DNA합성을 저해하여 암세포의 분열과 증식을 억제한다.

A. 종류
IFM Ifosfamide 이포스파마이드, CPA Cyclophosphamide 사이클로포스파마이드, 엔도산, 니트로겐머스타드, 클로람부실, 멜팔란, 부설판, DTIC 다카바진, 프로카바진, BCNU, CCNU, 메틸-CCNU

B. 부작용

경련, 환각, 착란, 구역질, 구토, 백혈구 감소, 골수 억제, 급성신부전, 혈뇨, 심부전, 의식장애, 복통, 탈모, 발열, 오한, 색소침착, 발진, 무정자증, 난소기능부전, 빈맥, 혼수상태, 쇼크, 중독성표피괴사증, 간질성폐렴, 폐섬유종, 간기능 이상, 단백뇨, 궤양성대장염, 복통, 변비, 설사, 피부염, 손톱변형, 갑상선기능항진, 무월경, 고혈당, 인두염, 동통, 뇌염, 폐수종 등.

10-2. 대사길항제

DNA합성 과정에서 가짜 원료로 작용하여 암세포의 분열과 증식에 필요한 DNA 합성을 저해한다.

A. 종류

시타라빈Cytarabine, 메소트렉세이트MTX, 6-메르캅토퓨린6-MP, 6-티오구아닌, 5-플루오로우라실5-FU

B. 부작용

구역질, 구토, 백혈구 감소, 혈소판 감소, 적혈구 감소, 쇼크사, 토혈, 하혈, 호흡곤란, 혈관부종, 급성호흡촉박증후군, 간질성폐렴, 급성심막염, 뇌증, 폐수종, 탈모, 발진, 구내염, 감기증상, 소뇌실조 등

10-3. 식물알칼로이드

식물에서 추출한 알칼로이드로 만든 항암제로 DNA합성을 담당하는 토포아이소머라제Topoisomerase의 작용을 방해하여 암세포 DNA합성을 저해한다.

A. 종류

빈크리스틴, 빈블라스틴-빈카나무에서 추출한 항암제
파클리탁셀-주목나무에서 추출한 항암제
이리노테칸Irinotecan-희수나무에서 추출한 항암제

B. 부작용

조혈장애, 백혈구 감소, 적혈구 감소, 혈소판 감소, 설사, 구역질, 구토, 복통, 장관마비, 식욕부진, 쇼크사 등

10-4. 플라티나제제

백금항암제로 DNA와 순식간에 결합하여 암세포의 DNA합성을 강력하게 저해한다. 부작용이 기존 항암제보다 현저하게 커서 항암요법의 마지막 단계에서 사용하는 약물이다. 주로 기존 항암제에 내성을 가진 암세포에 사용한다.

A. 종류

시스플라틴Cisplatin, CDDP, 플라스틴

B. 부작용

구역질, 구토, 골수억제, 말초신경장애, 신장장애, 혈뇨, 알레르기, 급성신부전, 용혈성요독증, 조혈장애, 쇼크사, 청력저하, 뇌경색, 시력장애, 심정지, 간성폐렴, 극증간염, 소화관천공, 급성췌장염, 당뇨병 악화, 횡문근융해증, 식욕부진, 설사, 변비, 구내염, 복통, 발진, 홍반, 언어장애, 간수치 상승, 탈모, 가려움, 혈압저하, 전신부종, 발열 등

10-5. 생물학적제제

면역세포를 활성화시키는 세포신호전달물질CSM을 배양해서 암환자에게 직접 주입한다. 시험관에서는 성공하지만 인체에서는 효과가 나타나지 않는다. 사람은 시험관이 아니기 때문이다.

※ 세포신호전달물질CSM : cell signaling molecule의 약자—세포의 분열, 성장, 소멸, 자살 등을 조절하는 물질.

A. 종류

인터페론 알파

B. 부작용

격심한 통증, 우울, 착란, 자살충동, 쇼크, 조혈작용 억제, 간질성폐렴, 탈모, 자가면역질환, 심근장애, 현기증, 안저출혈 등

10-6. 항생제제

세균이나 곰팡이로부터 만드는 항생물질 가운데 항암작용을 나타내는 것들이 있다.

A. 종류

아드리아마이신, 다우노루비신, 블레오마이신, 미토마이신-C, 악티노마이신-D

B. 부작용

심부전, 쇼크사, 백혈구 감소증, 적혈구 감소증, 혈소판 감소증, 발진, 발열, 오한, 두드러기, 간장애, 구역, 구토, 식욕부진, 구내염, 탈모, 무월경, 무정자증, 코피, 혈뇨, 기흉 등

10-7. 호르몬제제

어떤 종류의 암은 호르몬을 투여함으로써 치료효과를 볼 수 있는데, 남성호르몬을 사용하는 경우는 유방암, 여성호르몬은 전립선암, 프로게스테론은 자궁내막암에 효과가 있으며, 부신피질호르몬은 급성림프성 백혈병이나 림프종의 치료에 사용하고 있고, 유방암에 대해서는 항여성 호르몬제인 타목시펜이 쓰이고 있다.

A. 종류

타목시펜

B. 부작용

심근경색, 뇌경색, 폐색전증, 심장부정맥혈전증, 자궁내막암, 질출혈, 식욕감퇴, 우울, 현기증, 피로, 손발부종, 가려움증 등

10-8. 표적항암제

기존의 항암제는 빨리 증식하는 암세포의 성장 속도를 이용하여 만들어진 것으로 모든 세포에 대한 무차별적 공격을 하여 정상세포와 암세포 모두 다 죽인다. 반면, 표적항암제는 암세포의 특정한 표적인자만을 선택적으로 억제함으로써 부작용이 적고 항암효과가 높다라고 주장하지만 실상은 그렇지 않다.

표적항암제는 완치를 위한 항암제가 아닌, 기존 항암제에 내성

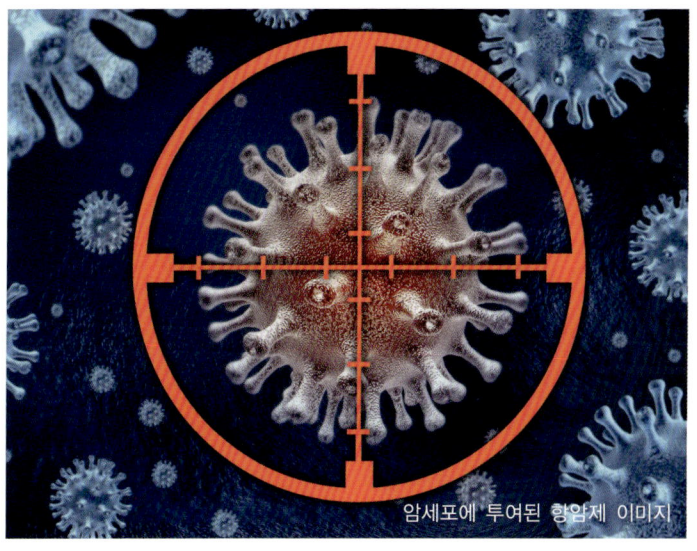

암세포에 투여된 항암제 이미지

이 생긴 일부 암의 크기를 약간 줄이는 정도의 효과를 가진 과대포장된 대증요법제에 불과하며, 오히려 심장 정지와 뇌부전, 그리고 폐부전 등의 치명적인 부작용을 초래하여 소중한 수명을 단축시키고 있는 맹독성 약물이다.

우리나라에서 비소세포성 폐암환자에게 많이 사용하고 있는 표적항암제인 "이레사"라는 약이 있다. 미국과 유럽에서는 이 약의 치명적인 부작용인 간질성 폐렴 등으로 3,000명에 육박하는 암환자들이 사망하였고, 결국 2004년 1월 항암제로써 신규 처방금지라는 사실상 시장퇴출선고를 받았다.

하지만 "동양인에게 효과가 있다"라는 말도 안되는 이유로-어떤 객관적인 증거나 사례가 없음에도 불구하고-유독 일본과 우리나라에서 허가승인을 받아 오늘도 많은 폐암환자에게 처방되어지고 있다. 심지어 일본에서도 "2002년 12월 이레사를 처방한 지 불과 4개월 만에 무려 290명에게 부작용이 나타났으며 이 중 81명이나 숨졌다"라는 일본후생성의 공식적인 발표가 있었는데도 말이다.

한편 "아바스틴"은 암세포의 영양분의 보급통로인 혈관 생성을 억제하는 약물로 유방암과 대장암, 그리고 폐암환자들에게 많이 사용되고 있는 대표적인 표적항암제다.

하지만 2010년 12월, 미국 FDA는 아바스틴이 유방암 환자의 심부전을 유발하여 심장을 정지시키는 심각한 부작용이 있다는 것을 밝혀내면서 유방암에 대한 아바스틴의 적용금지를 결정했다. 당시 FDA는 "아바스틴"이 유방암 진행 경과를 늦추는 효과를 충분히 발휘하지 못했으며 생존율 역시 연장시키지 못했기 때문이라고 설명했다.

A. 종류

이레사(Iressa, Gefitinib), 타세바(Tarceva, Erlotinib) 아바스틴(Avastin, Bevacizumab)

B. 부작용

설사, 발진, 식욕감퇴, 오심, 구토, 피로, 안구질환, 혈압상승, 호흡곤란, 간질성폐질환, 심근경색, 심부전, 뇌부전

11. 암 정기검진의 문제점

정기적인 암검진과 진단기계의 발달은 암의 발생율을 급격하게 높이고 있다. 첨단기기의 발달로 좁쌀보다도 작은 암도 찾아내면서 놔두면 저절로 제거되는 무시할 정도의 양성종양이나 소암조차도 무차별적으로 수술을 강행하고 항암제를 퍼부어 소중한 생명을 단축시키고 있다. 대부분의 암은 자연치유되는데 정기적인 암검진으로 암환자가 더욱 늘어가고 있다.

11-1. 정밀검진 통고로 인한 공포감과 불안감이 암을 유발한다

정기검진 후 "정밀검진 필요"라는 결과가 나오면 누구나 공포감과 불안감 등의 매우 강한 스트레스를 받게 되어 과립구와 유해산소가 급증하여 대량의 암세포가 만들어진다.

11-2. 병원검진보다 자가검진이 중요하다

자가검진은 아래 4가지 사항을 매일 체크하면 된다. 평소에 4가지 사항을 자가검진 후 문제가 없으면 암이 없다고 가정해도 크게 문제가 없다.

A. 식욕 상태

식욕부진이나 식욕과다가 없고 체중변화가 크게 없다면 자율신경과 면역력이 정상적으로 유지되고 있다는 증거다.

B. 수면 상태

잠을 잘 자고 잠을 잔 후 몸이 가볍다면 자연치유력이 제대로 작동되고 있다는 몸의 신호다.

C. 대소변 상태

매일 대소변을 정상적으로 시원하게 본다면 암을 유발하는 독소와 노폐물이 제대로 대사·배출되고 있다는 증거다.

D. 마음상태

평소에 지나친 불안·초조·고민·외로움·분노·두려움 등의 감정이 없다면 자율신경과 면역력, 그리고 혈류력이 건강한 것이다.

만일 3일 이상 밥맛이 없고, 잠이 잘 안오고, 변비가 있으며, 고민과 불안이 지속될 경우 암이 발생할 확률이 매우 높다. 이런 경우 자연요법을 최소한 14일 정도 실시하여 자연치유력으로 신속하게 암을 제거하면 된다. 만일 자연요법을 실시해도 4가지 증상이 사라지지 않으면 믿을 수 있는 병원에 가서 검진을 받도록 한다.

11-3. 암검진용 CT 방사선과 X선 검사가 암을 유발한다

의료용 방사선은 세포를 손상시켜 새로운 암세포로 만드는 발암물질로 작용한다. 옥스퍼드대학의 연구보고에 따르면 전체 암발생률에서 암검진용 CT촬영으로 인한 암발생율이 무려 3.2%를 차지한다고 한다.

11-4. PET CT와 Helical CT 검진이면 누구나 암환자가 된다

건강한 사람도 매일 1mm의 암세포가 발생하는데 0.5mm 크기의 암도 찾아내는 헬리컬 CT로 검진하면 암검진을 받는 사람들은 전원이 암환자가 되는 것이다.

현대의학이 조기치료의 명분으로 조기발견을 내세우지만 조기발견은 곧 조기사망을 초래하고 있는 것이다.

11-5. 검진법 자체가 비과학적이고 유효하지 않다

"암검진 후 정상 진단을 받은 사람의 향후 발암률이 검진받지 않은 사람보다 높다"라는 연구결과가 있다. 이는 현재의 암검진법으로 암을 제대로 발견할 수 없다는 의미다. 제대로 발견할 수도 없는 불확실한 검진법의 남용으로 암환자를 대량 생산하고 있는 실정이다.

12. 화학항암제의 문제점

① 암에 효과가 없다.

위암, 유방암, 폐암(소세포암 제외), 간암, 자궁암, 식도암, 췌장암, 신장암, 갑상선암, 대장암 등의 대부분의 고형암에는 효과가 거의 없다. 전이된 암이나 재발된 암도 마찬가지로 효과가 없다.

② 단기적인 축소효과만이 있다.

단 4주간 일시적으로 암이 약간이라도 축소된다면 항암제로 허가를 내준다. 항암제 투여 후 2~3개월 후에 일단 줄어든 암세포가 다시 증식하는 리바운드 현상이 일어나 판정에 불리하기 때문에 4주간으로 임상기간을 한정한 것이다.

③ 항암제 내성암인 슈퍼암이 생성된다.

항암제를 처음 투약받은 경우 암이 축소되지만 횟수가 반복되면

효과가 나타나지 않는다. 암세포가 자신의 유전자를 변화시켜 항암제가 듣지 않는 내성암세포로 변하기 때문이다. 이 항암제 내성 유전자의 작용으로 항암제의 유효기간이 정해져 있기 때문에 유효판정기간을 4주간으로 한정한 것이다.

④ 강한 독작용으로 QOL(quality of life), 즉 생명의 질이 현저하게 저하된다. 항암제의 강한 부작용은 생명의 질을 낮춘다. 탈모, 백혈구 감소, 혈소판 감소, 빈혈, 부정맥, 구토, 간기능 장애, 식욕부진, 권태감, 심근경색, 신부전, 불안, 초조, 무기력 등의 우울증과 치매상태를 유발한다.

⑤ 암세포를 죽이는 면역세포의 기능을 현저하게 떨어뜨린다.
항암제는 림프구의 활성도를 떨어뜨려 세균 및 바이러스 감염에 대한 저항력이 저하된다. 암환자의 직접사인은 암 자체보다 MRSA(항생제내성균)와 곰팡이균 등으로 인한 감염질환인 폐렴 등이 압도적으로 많다. 암환자의 약 80%가 암 자체가 아닌 면역력이 저하되어 발생하는 감염성질환으로 사망하는 것이다.

⑥ 정상세포의 유전자를 변이시켜 새로운 암세포로 만든다.
미국 국립암연구소는 '암의 병인학'이라는 보고서에서 "항암제는 암에 무력하고 다른 장기에 암을 일으키는 발암제로 작용한다"라고 발표했다.

⑦ 항암제의 효과를 맹신하고 부작용은 잘 모르는 의료인들이 많다. 대부분의 의료인들은 실은 항암제의 사용에 미숙하고 잘 알지 못한다. 즉 항암제에 대한 전문의가 적다. 잘 알지 못하니까 환자들에게 맹독을 주입하고 사람들이 죽어나가는 것이다.

⑧ 항암제로는 5년 생존율을 증가시키지 못한다. 오히려 생명을 단축시킨다. 췌장암의 실제 5년 생존율은 0.7% 정도이지만 20%로 부풀려 알려져 있다. 최근 암환자의 5년 생존율의 증가는 조기발견의 결과이지 항암치료법이 우수해서가 결코 아니다. 그렇다면 왜 5년 생존율인가?

항암제 치료를 받은 환자의 5년 생존은 완치를 의미하는 것이 아니다. 5년 이후 암이 재발하는 경우가 대부분이기 때문이다. 만일 10년 생존율이었다면 많은 암환자들이 재발하였을 것이다.

13. 자연항암제의 우수성

자연계에 존재하는 약용식물에서 추출한 천연항암물질을 의미한다. 그동안 확인된 대표적인 자연항암제로는 안토시아닌, 카테킨, 베타카로틴, 라이코펜, 클로로필, 설포라판, 베타글루칸 등이 있다.

① 면역세포를 증가시킨다.

자연항암제는 NK세포를 비롯한 림프구 수치를 상승시켜 암세포를 제거한다. NK세포가 활성화되면 하루에 콩알 크기의 암세포도 제거할 수 있다.

② 투여 후 부작용이 없다.

자연항암제로 암세포는 신속하게 제거되지만 정상세포는 손상되지 않기 때문에 부작용이 전혀 발생하지 않는다. 반면, 화학항암제는 정상세포와 면역세포를 심각하게 손상시켜 새로운 암세포를 유발하고 기존 암을 키우는 치명적인 부작용을 초래한다.

③ 암의 재발을 예방한다.
화학항암제는 새로운 암을 유발하는 발암제로 작용하지만 자연항암제는 면역세포의 기능을 증가시켜 암의 재발을 강력하게 예방한다.

④ 발암독소를 제거한다.
대부분의 암은 독소에 의해서 발생한다. 대부분의 자연항암제는 발암독소를 효과적으로 제거시키는 강력한 해독기능을 가지고 있다.

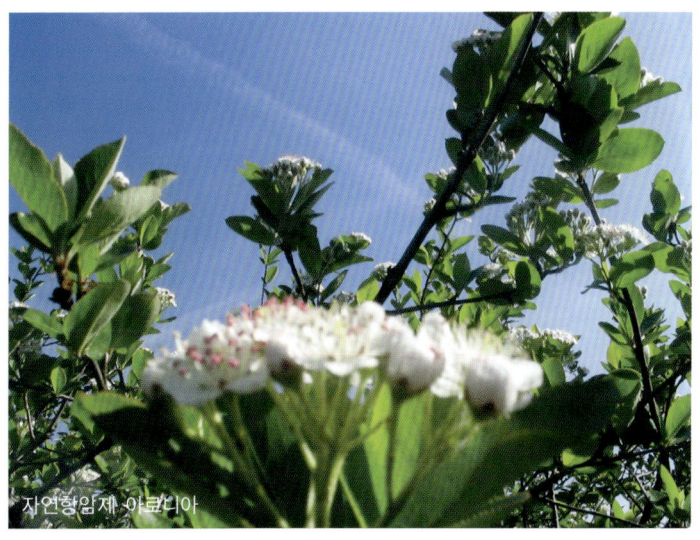
자연항암제 아로니아

14. 암의 자연치유요법

14-1. 임상영양요법

건강한 세포는 건강한 음식에서 만들어진다. 반면, 병든 세포는 오염된 음식에서 만들어진다. 따라서 건강한 음식을 먹고 건강한 세포가 많아야 암을 자연치유할 수 있는 힘을 갖게 된다.

건강한 음식이란 생명력이 강한 음식을 말한다. 예를 들면, 오염되지 않고 영양이 풍부한 땅에서 자란 것, 깨끗한 바다에서 자란 것은 대부분 건강한 음식이다. 반면, 슈퍼마켓에서 판매하는 가공식품은 거의 대부분 암의 자연치유를 방해하는 독소로 작용한다.

자연식을 하는 야생의 동물들은 암에 걸리지 않지만 동물원에서 인공사료를 먹은 동물들은 암에 걸린다. 음식의 품질에 따라 암이 발생하는 것이다. 사람도 마찬가지로 자연식이 아닌 가공식품을 많이 먹으면 암에 잘 걸리게 된다.

A. **식이요법** : 탄수화물, 단백질, 지방, 비타민, 미네랄, 피타민
   ○ 탄수화물 : 전단백질, 생명활동이 중간 정도일 때 상태
   ○ 단백질 : 생명활동이 최고조일 때 상태
   ○ 지방 : 후단백질, 생명활동이 휴식기일 때 상태로 후단백질
   ○ 비타민 : 생명활동 촉매, 자연계에 20여종 존재
   ○ 미네랄 : 생명활동 촉매, 인체 구성성분, 인체에 약 20여종 존재, 체중의 5% 차지
   ○ 피타민 : 파이토케미칼(phytochemicals), 식물의 방어생리 조절물질

   a) 현미요법 : 비소화기 관련암(폐암, 유방암, 뇌종양, 생식기암 등)
      현미+해조류(미역, 김, 톳, 다시마)+버섯류(송이, 표고, 느타리, 팽이)+생선류(오징어, 낙지, 멸치)+야채류(브로콜리, 양배추, 시금치, 김치, 산나물)+천일염, 간장+양파, 마늘, 고추+제철과일

   b) 스프요법 : 소화기 관련암(위암, 식도암, 간암, 췌장암, 대장암 등)
      현미분말+다시마분말+버섯분말+당근분말+마분말+호박분말+감자분말+미역분말+톳분말+브로콜리분말

B. **영양보충요법**-식이요법에서 부족한 영양을 보충하는 제품
비타민A, 비타민B-complex, 비타민C, 칼슘, 마그네슘, 아연, 셀레늄, 아르기닌, 흉선추출물

14-2. 약용식물요법

약용식물의 유효성분은 인체 내에서 신호전달물질 또는 해독효소로 작용한다. 면역세포를 활성화시키고 암세포를 제거하는 신호전달물질로 작용하거나 혈액 내 독소를 제거시키는 해독효소 등으로 작용하여 암에 대한 자연치유력을 상승시킨다.

동유럽의 약용식물인 아로니아베리의 열매에서 추출한 식물유효성분인 아로니아 C3G는 현존하는 최고의 항산화작용과 탁월한 세포 신호전달작용을 통하여 암에 대한 강력한 자연치유물질로 작용한다.

14-3. 노유파요법

모든 암세포는 산화적 손상을 가진 세포막과 미토콘드리아막, 그리고 핵막을 가지고 있다. 암세포의 손상된 세포막을 복구하기 위해서는 외부로부터 건강한 필수불포화지방산을 충분히 공급받아야 한다. 노유파란 볶지 않은 살아있는 식물종자로부터 무산화방식으로 착유한 건강한 오메가 3, 6, 9 필수불포화지방산을 말한다.

노유파 지방산은 인체 내에서 세포막의 원료 또는 자연치유호르몬이 되어 강력한 항암물질로 작용하지만 일반 식물종자기름은 심각한 발암물질로 작용한다. 슈퍼마켓에서 판매하는 대부분의 식용유는 염증과 암을 유발하는 과산화된 식물종자기름이다.

14-4. 크로마틴요법

크로마틴이란 세포의 핵에 존재하는 유전자와 단백질 복합체를 말한다. 정상세포의 핵유전자와 단백질, 즉 크로마틴이 심하게 손상되면 암세포가 발생한다. 따라서 암세포를 정상세포로 복구하기 위해서는 손상된 크로마틴을 대체할 수 있는 건강한 크로마틴의 꾸준한 공급이 필수적이다. 암의 치유에 도움이 되는 양질의 크로마틴은 건조효모와 스피루리나, 그리고 클로렐라에 대량 함유되어 있다.

14-5. 소금요법

정제된 나트륨은 소금이 아니다. 정제된 나트륨은 암을 유발하는 발암물질이지만 좋은 소금은 항암물질이다. 천연소금은 나트륨·칼륨·칼슘·마그네슘으로 구성된 살아있는 생명의 물질이다.

정제되지 않은 천연소금을 먹으면 체온이 상승하고 신진대사가 활발해져 암에 대한 자연치유력을 상승시킨다.

14-6. 물요법

H_2O. 물은 생물체 내에 다량으로 존재하며 생체에서는 각종 생체물질의 이상적 용매와 생화학반응의 반응물질로서 중요한 역할을 하고 있으며 원형질의 중요한 성분이다.

활동중인 식물조직은 중량으로는 80~90%의 수분을 함유하며 종자와 같은 휴면조직은 대단히 건조하지만, 이 조직도 활동을 시작할 때에는 먼저 충분한 수분의 흡수를 필요로 한다. 물은 생물체의 많은 부분, 예를 들면 인간에서는 체내의 약 70%, 오이는 96%를 차지하고 있다.

　오염된 물이나 화학처리된 물을 섭취할 경우 인체의 자연치유력이 현저하게 저하되어 암을 치유할 수 없다. 암의 자연치유를 위해서는 깨끗하고 생명력이 강한 물이 반드시 필요하므로 오염되지 않고 화학처리하지 않은 신선한 생수나 해양심층수를 마셔야 할 것이다

14-7. 햇빛요법

한마디로 햇빛은 생명의 근원이다. 지구상 만물의 생명유지와 건강에 절대적인 영향력을 갖고 있는 에너지원이 바로 햇빛이다. 지구상의 모든 생물은 빛이 없으면 바로 죽는다. 햇빛은 인체의 신경세포·면역세포·혈류세포·골격세포를 활성화시키는 작용이 있다.

　햇빛을 쬐면 뇌신경세포에서 분비되는 세로토닌은 마음의 안정을 가져오고, 베타엔돌핀의 생성을 촉진시키며, 암세포를 죽이는 T-임파구들을 강하게 하기도 한다. 그리고 이 호르몬이 부족하면 우울증이 온다. 햇빛은 가장 좋은 우울증 치료제이기도 하다.

　멜라토닌이라는 호르몬도 빛에 의해 조절된다. 세로토닌과는 반대로 빛의 양에 반비례하여 어두워지면 분비량이 증가한다. 멜라토닌은 산소대사 과정에서 불가피하게 생기는 유해산소의 작용을 억제해서 노화방지와 N세포를 활성화시켜 면역력을 증강시킨다. 사람의 경우도 멜라토닌이 생식호르몬을 조절하는 기능을 가지고 있어서 멜라토닌 분비가 비정상적인 사람에게는 생식기 암질환이 많이 발생한다.

　또한 햇빛을 쬐면 인체 내에서 대량 생성되는 비타민D_3는 뼈로

칼슘의 흡수를 촉진시켜 골수와 골격의 기능을 향상시킨다. 가장 양질의 햇빛은 아침 햇살이다. 일출 시에 일어나서 1시간 정도 햇빛을 정면으로 쬐면 암세포를 제거할 수 있는 자연치유력의 상승에 많은 도움이 된다.

14-8. 공기요법

공기는 지구를 둘러싼 대기의 하층 부분을 구성하는 기체다. 이산화탄소의 함유량은 다소 변하지만 다른 성분의 비율은 지역·시간에 따라 변하지 않는다. 도시의 공기에는 이산화황·암모니아·아질산·염화물·탄화수소·먼지 등이, 해안지방의 공

공기의 성분(%)

종류	무게	부피
산소	23.01	20.93
질소	75.50	78.10
아르곤	1.286	0.9325
네온	0.0012	0.0018
헬륨	0.00007	0.0005
크립톤	0.0003	0.0001
크세논	0.00004	0.00009

기에는 염화물 등이 있다. 오존은 지표에는 매우 적고, 존재하더라도 10% 정도이다.

 도시에서 뿜어나오는 이산화탄소·자동차 배기가스·공장연기는 인체의 혈액을 심각하게 오염시키고 암을 유발하는 발암물질로 작용한다. 암의 치유에 필수적인 자연치유력을 증진시키기 위해서는 오염되지 않은 신선한 공기의 섭취가 반드시 필요하다.

 신선한 공기는 가까운 산과 바다에 가면 만날 수 있다. 암을 극복하기 위해서는 매일 가까운 산에 올라가서 아침 햇살과 더불어 나무가 내뿜는 신선한 공기를 마시도록 하자.

14-9. 마음요법

A. 정신신경면역학

정신신경면역학에서 긍정적인 태도와 낙천적인 사고는 인체의 면역력을 비롯한 자연치유력을 상승시켜 암을 치유할 수 있는 강력한 힘을 제공한다. 가짜약이라도 믿고 먹으면 질병치유에 도움이 된다. Placebo효과 반면, 탁월한 약이 있다 해도 부정적이거나 회의적인 마음을 가지고 있다면 결코 암이 치유되지 않을 뿐만 아니라 오히려 악화될 것이다. Nocebo효과

긍정과 낙천적 사고에서 오는 마음의 평화 없이 자연치유는 불가능하다. 정신은 신경을 지배하고 신경은 면역계를 지배한다. 즉, 정신상태는 면역계를 결정한다. 부정적 상태인 절망, 우울, 슬픔, 고민, 분노, 억울 등의 감정은 자율신경인 교감신경을 흥분시켜 암을 죽이는 세포인 NK세포가 줄어든다. 반면, 긍정인 상태인 희망, 즐거움, 기쁨, 안정, 배려, 감사 등의 감정은 자율신경인 부교감신경을 흥분시켜 암을 죽이는 세포인 NK세포를 증가시킨다.

그리고 사랑하는 마음은 어떤 암도 이긴다. 테레사 수녀가 빈민들을 향한 헌신적인 사랑이 담긴 영화를 암환자들에게 보여주었더니 면역세포인 NK세포가 상승하여 암세포가 현저하게 줄어드는 것이 확인되었다. 영어로 'disease(질병)'는 "편안하지 않은 상태"라는 의미다. 약(藥)이란 의미는 "풀로 사람을 편안하게 한다"라는 의미다. 즉, 편안한 마음은 질병의 치유를 앞당길 수 있지만, 반대로 불안한 마음은 질병을 더 커지게 할 것이다.

희망은 사람을 살리고 절망은 사람을 죽인다. 약이 아닌 신념만

으로도 암이 낫기도 한다. 자연치유에 대한 절대적인 신뢰만으로도 암이 나을 수 있다. 병은 원래 마음이 만들어낸 것이므로 마음이 바뀌면 병도 낫는 법이다. 태양과 지구, 그리고 달을 움직이는 힘이 누구에게나 존재한다. 암을 완전히 제거하기 위해서는 몸에 존재하는 위대한 자연의 힘인 자연치유력을 무조건 믿고 따라야 할 것이다.

B. 암을 치유하는 10가지 마음가짐

① 모든 것에 감사하는 마음을 가져라
② 어떤 것도 불평 않는 마음을 가져라
③ 상대에게 양보하는 마음을 가져라
④ 꼭 낫는다고 믿는 마음을 가져라
⑤ 누구도 미워하지 않는 마음을 가져라
⑥ 내일로 미룰 수 있는 여유의 마음을 가져라
⑦ 희망이 있다는 긍정의 마음을 가져라
⑧ 나를 믿는 확신의 마음을 가져라
⑨ 나는 외롭지 않다는 마음을 가져라
⑩ 자연과 사람을 사랑하는 마음을 가져라

위에 열거한 10가지의 마음을 가지고 생활한다면 자연치유호르몬인 베타엔돌핀과 아세틸콜린, 그리고 프로스타글라딘이 대량 분비되어 암을 제거하는 면역세포인 NK세포·T세포·B세포를 강력하게 활성화시키고 산소와 영양분, 그리고 백혈구를 이동시키는 동맥혈관을 확장시켜 암에 대한 자연치유력을 극대화시킨다.

14-10. 운동요법

적당한 운동은 암의 자연치유에 필수적인 요소다. 적절한 운동은 세로토닌과 베타엔돌핀을 증가시켜 삶의 의욕과 활력을 준다. 또한 혈류를 개선하고 면역력을 증강시키며 정신적 스트레스를 해소하는 중요한 역할을 한다. 하지만 과도한 운동은 유해산소를 과다하게 발생시켜 면역세포의 노화를 촉진시키기 때문에 암의 자연치유를 심각하게 방해할 수 있다.

14-11. 온열요법

대부분의 암환자들은 체온이 저하되어 있다. 체온이 1℃ 떨어지면 암세포를 죽이는 면역세포의 활동성이 20% 이하로 감소되며, 반대로 체온이 1℃ 올라가면 면역력이 5배 이상 상승되어 암세포가 제거되기 시작한다.

저체온 상태에서는 암의 치유가 절대 불가능하다. 체온을 올려 면역력을 상승시키고 혈관을 확장시켜 혈류력을 개선시키는 뛰어난 효과를 가진 사우나와 반신욕, 그리고 전신욕 등의 온열요법은 암의 자연치유에 반드시 필요한 자연요법이다. 암의 발생 부위에 직접 온열기구를 사용하는 것도 효과적인 방법이다.

14-12. 아로마요법

식물에서 추출한 특정 정유성분을 이용하여 마음과 몸을 치유하는 방법이다. 대부분의 암은 과도한 고민, 불안, 초조 등의 정신적인 스트레스로 인하여 발병하고, 일단 발생한 암도 스트레스를 받으면 더욱 커지게 된다.

    이때 적절한 특정 정유성분이 점막에 흡수되면 이 향기물질은 뇌의 중심부에 직접 작용하여 부교감신경을 활성화시켜 암을 제거하는 면역세포의 능력을 강화시키고, 긴장과 불안을 완화하여 암에 대한 자연치유력을 상승시키는 역할을 한다.

15. 암을 죽이는 부교감신경

암을 억제하는 면역력은 자율신경의 지배를 받는다. 자율신경은 공격신경인 교감신경과 방어신경인 부교감신경으로 이루어지며 인간의 의지와는 무관하게 면역계·순환기계·호흡기계·소화기계·내분비계·생식기계 등을 조절하고 있다.

화를 잘 내는 사람은 암에 잘 걸린다. 화가 나면 교감신경이 흥분되어 면역력이 저하되기 때문이다. 반대로 잘 웃는 사람은 웃을 때 부교감신경이 활성화되어 면역력이 상승하기 때문에 암에 잘 걸리지 않는다. 따라서 암을 예방하고 치유하기 위해서는 면역세포를 강화시키는 부교감신경을 자극하고 교감신경을 억제하는 자연요법을 실시해야 한다.

15-1. 암을 죽이는 부교감신경
웃음과 휴식은 방어신경인 부교감신경을 활성화시킨다. 활성화된 부교감신경은 아세틸콜린을 분비하여 혈관을 확장하고, 독소와 암을 제거하는 면역세포인 림프구부대를 생성시킨다.

항암신경인 부교감신경을 활성화시키는 방법

○ 웃음 : 긴장을 풀고 편안하게 웃는다. 웃음으로 걱정이 사라지면 부교감신경이 활성화되어 면역세포의 수치가 상승한다.

○ 몸자세 : 허리는 펴고 가슴은 내밀고 어깨의 힘을 뺀 다음 손가락을 쫙 편다. 몸의 긴장이 풀리면서 부교감신경이 활성화되고 혈류가 정상화되면서 면역력이 상승한다.

○ 호흡 : 편한 바닥에 누워 양팔을 편하게 벌리고 눈을 감고 배로 천천히 숨을 쉰다. 숨을 들이쉴 때 평화, 힘, 여유, 에너지, 희망으로 가득찬 빛을 빨아들이는 상상을 하고 반대로 내쉴 때는 증오, 욕심, 불안, 고통, 절망으로 얼룩진 더러운 연기를 내뿜는 상상을 한다. 복식호흡으로 얻어진 마음의 평화는 부교감신경을 활발하게 하여 암을 치유할 수 있도록 도와준다.

○ 명상 : 시계를 눈높이에 두고 오직 초침이 도는 것에만 집중하거나, 불을 끄고 초침이 도는 소리에만 집중해본다. 무의식의 상태는 부교감신경을 활성화시켜 면역세포의 활동을 강화시킨다.

○ 복부마사지 : 누운 자세에서 배꼽주위를 시계방향으로 열손가락을 사용해서 5분 이상 눌러준다. 장관 주변의 부교감신경이 활

성화되어 마음이 편안해지고 면역력이 상승된다.

　○ 지압법 : 두 약지를 제외하고 여덟 손가락의 손톱 양끝을 10초간 세게 눌러준다. 4회 이상씩 반복하면 좋다. 약지는 교감신경이 존재하는 곳이며 나머지 손가락은 부교감신경이 흐르는 곳이다.

15-2. 암을 만드는 교감신경

분노와 과로는 공격신경인 교감신경을 흥분시킨다. 흥분된 교감신경은 아드레날린은 분비하여 혈관을 수축시키고, 암과 염증을 발생시키는 과립구를 생성시킨다.
　아드레날린에 의해서 흥분된 과립구는 세포를 파괴시키는 유해산소를 대량 방출하여 암세포를 만든다.

16. 암을 공격하는 백혈구

<u>16-1. 백혈구의 종류</u>
혈류의 중심세포인 혈구는 백혈구·적혈구·혈소판으로 구성된다. 적혈구는 산소공급을, 혈소판은 혈액응고를 담당하고 있으며, 백혈구는 매일매일 생기는 암세포·염증세포·세균·바이러스 등 내외부의 이물질로부터 우리 몸을 지키는 면역세포의 역할을 하고 있다.

○ 대식세포
모든 면역세포의 원형세포로써 전체 백혈구의 약 5%를 차지한다. 면역의 총사령관이자 마지막 단계에서는 청소부 역할까지 수행하는, 면역 과정에서 없어서는 안될 가장 중요한 면역세포다. 매크로파지라고도 불리운다.

○ 과립구
호중구·호산구·호염기구로 이루어져 있으며 전체 백혈구의 60%

정도를 차지한다. 대식세포의 지시를 받아 세포 크기의 100분의 1일 정도 되는 세균과 같은 비교적 큰 이물질을 제거한다.

○ 림프구

전체 백혈구의 35%를 차지하며 NK세포·NKT세포·T세포·B세포로 구성된다. T세포와 B세포는 대식세포의 지시를 받아 행동하며 세포 크기의 10,000분의 1일 정도 되는 바이러스·화분·단백분자 같은 작은 이물질을 제거한다.

NK세포(자연살해세포)와 NKT세포(흉선외분화T세포)는 대식세포의 지시를 받지 않고 독자적으로 암세포와 질병세포를 찾아 제거하는 역할을 한다.

16-2. 암을 공격하는 림프구

○ KT세포(Killer T Cell)

헬퍼 T세포의 명령을 받아 암을 직접 공격하는 T림프구. 암에 직접 달라붙어 죽인다.

○ NK세포(Natural Killer Cell)

암세포나 질병세포를 공격하는 림프구. 파포린·그랜자임·파스분자 같은 물질을 암세포에 내뿜어 죽인다.

○ NKT세포(Natural Killer T Cell)

NK세포와 마찬가지로 암세포나 질병세포를 공격하는 T림프구.

흉선외분화 T세포 또는 자기응답성 T세포라고 한다. 파포린·그랜자임·파스분자 같은 물질을 암세포에 내뿜어 죽인다.

○ B-1세포
암세포나 질병세포를 공격하는 B림프구. 항암용 항체를 만들어 암세포를 공격한다.

17. 암의 호전반응

암은 혈액이 오염되고 저산소·저체온의 환경, 즉 면역세포와 면역효소로 대표되는 우리 몸의 면역계가 약해진 상태에서 자라난 비정상세포다.

아래 호전반응은 자연요법으로 면역계가 활성화되어 암세포가 사라지면서 나타나는 반응이다. 방종양증후군이라고도 한다. 호전반응들이 모든 암환자들에게 동일하게 나타나지는 않는다. 체질에 따라, 또는 암의 위치와 세력에 따라 부위별로 약하거나 강하게 나타난다. 여하튼 몸에 해로운 암이 있으니까 그 암을 제거하는 과정에서 반드시 거쳐야 하는 이로운 반응, 즉 호전반응이므로 해롭거나 괴롭다고 여기지 말고 감사하게 받아들여야 할 것이다.

A. 통증·발열·부종
자연요법으로 혈관이 확장되고 면역이 올라갈 때 암세포가 제거되는 과정에서 아프고 열나고 붓는 증상이 나타난다.

B. 출혈
① 대장암·직장암-혈변
  대장암 또는 직장암세포가 제거될 때 주변 모세혈관이 손상되면서 장출혈이 발생한다. 대변볼 때 피가 섞여 나온다.

② 폐암-객혈·혈담
  폐암세포가 제거될 때 주변 모세혈관이 손상되면서 폐출혈이 발생한다. 기침할 때 피가 나오거나 가래에 피가 섞여 나온다

③ 백혈병-코피·자궁출혈·혈뇨·객혈·토혈·혈변·잇몸출혈
  백혈병세포를 체외로 배출시킬 때 적혈구가 같이 배출되면서 나디나는 반응이다. 전신에서 출혈현상이 나타난다.

④ 위암·간암-토혈
  위암세포가 제거될 때 주변 모세혈관이 손상되면서 위출혈이 발생한다. 구토할 때 피를 토한다.

⑤ 방광암·신장암-혈뇨

방광암세포와 신장암세포가 제거될 때 주변 모세혈관이 손상되면서 방광출혈과 사구체출혈이 발생한다. 소변볼 때 피가 섞여 나온다.

⑥ 간암-잇몸출혈

자연요법으로 제거된 간암세포·노폐물 등이 구강을 통해 배출될 때 나타나는 반응이다.

C. 발적

자연요법으로 암세포·염증·독소·노폐물 등이 제거되는 과정에서 피부나 점막이 빨갛게 부어오른다.

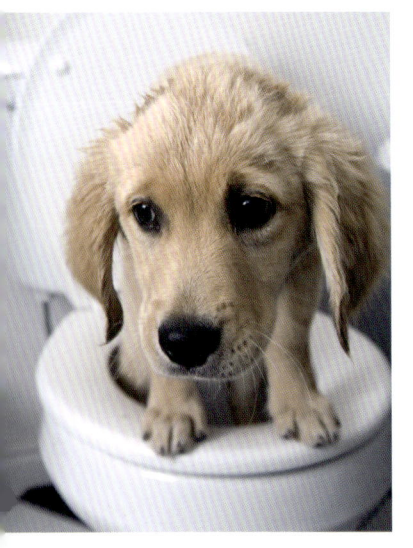

D. 발진

자연요법으로 암세포·염증·독소·노폐물 등이 제거되는 과정에서 피부에 작은 좁쌀 같은 것이 돋는다.

E. 설사

자연요법을 실시하여 대장으로 배설된 암세포·염증·독소·노폐물 등을 체외로 신속하게 배출시키는 호전반응이다.

F. 변비
암환자의 체내에 수분이 부족한 경우 대장의 운동을 일시적으로 저하시키는 호전반응이다. 이 증상은 수시로 수분을 섭취하면 즉시 사라진다.

G. 졸음
자연요법으로 암세포·염증·독소·노폐물 등이 제거될 때 막대한 에너지가 소비된다. 이 과정에서 졸음과 피로감을 느낄 수 있다.

H. 갈증
자연요법으로 암세포·염증·독소·노폐물 등이 제거될 때 많은 양의 수분이 소모되면서 나타나는 반응이다.

I. 구토
자연요법으로 제거된 소화기 부근의 암세포·염증·독소·노폐물 등이 구강을 통해 배출될 때 나타나는 반응이다.

J. 현기증
암세포 부위의 혈관이 확장되면 일시적으로 혈압이 떨어지면서 나타나는 반응이다.

K. 눈곱
자연요법을 실시하여 조직으로부터 떨어진 암세포·염증·독소·노폐물

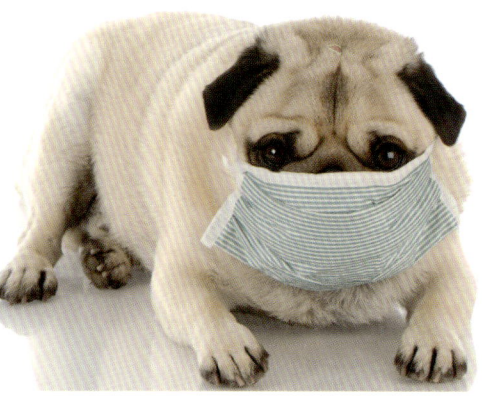

등이 눈을 통해 배출될 때 나타나는 반응이다.

L. 기침·가래

자연요법을 실시하여 조직으로부터 떨어진 암세포·염증·독소·노폐물 등이 폐와 기관지를 통해 배출될 때 나타나는 반응이다.

M. 우울·불안·분노

자연요법으로 암세포·염증·독소·노폐물 등이 제거될 때 막대한 효소와 영양분이 소모된다. 이 과정에서 신경세포의 기능이 약화되어 나타나는 반응이다.

N. 구내염·잇몸출혈

① 구내염–상피조직으로부터 떨어진 암세포·염증·독소·노폐물 등이 구강점막을 통해서 배출되는 과정에서 잇몸이 헐고 붓는 증상이 나타난다.

② 잇몸출혈–상피조직으로부터 떨어진 암세포·염증·독소·노폐물 등이 구강점막을 통해서 배출될 때 잇몸에서 출혈이 심해진다. 주로 간암이나 백혈병에서 나타난다.

O. 가려움증

자연요법으로 혈관이 확장되고 면역세포가 활성화될 때 히스타민이 분비되고 암세포·염증·독소·노폐물 등이 제거되면서 나타나는 반응이다.

18. 암의 자연치유 12가지 적

암을 성공적으로 자연치유하기 위해서는 아래 12가지 사항을 철저하게 금해야 한다.

① 육류, 우유, 달걀, 유제품 등의 아미노산 함유 식품은 소장에서 부패되어 아민, 페놀, 유화수소, 인돌, 암모니아 등 암을 유발하는 장내독소를 만든다.

② 백미, 백설탕, 정제소금, 밀가루 등의 정백식품은 비타민, 미네랄, 파이토케미칼 등의 천연항산화제가 제거된 식품으로 암, 심장병, 당뇨병 등의 다양한 질병을 유발한다.

③ 식용유, 압착기름 등은 강력한 프리라디칼로 작용하여 인체세포를 산화시켜 암세포로 만들기 때문에 사용해서는 안된다.

④ 합성색소, 합성향료, 합성조미료 등의 식품첨가물은 체내에서 독소로 작용하여 혈액을 오염시키고 면역력을 저하시켜 암과 만성질환을 유발한다.

⑤ 화장품, 스프레이, 일반샴푸, 표백제, 세척제 등에 함유된 화학독소는 피부와 호흡기로 흡수되어 혈액과 림프액을 오염시켜 면역력을 저하시킨다.

⑥ 발아종자에 함유된 미숙단백질 L-카나바닌은 신체의 면역체계를 억제한다.

⑦ 알루미늄 제품과 알루미늄 호일은 면역력을 약하게 하고 뇌를 손상하거나 알츠하이머 치매를 유발한다.

⑧ 전자레인지는 음식에 해로운 화학반응을 일으켜 유독한 아미노산을 생성시키고 전자파를 방출하여 인체세포를 손상시켜 암세포를 만든다.

⑨ 다량의 염소, 불소, 불순물 등이 함유된 수돗물은 사용하지 않는다. 불소 함유제품(치약 등)은 골다공증과 암을 유발한다.

⑩ 모든 의약품은 자연치유에 심각한 방해독소로 작용하므로 일체 중지하도록 한다.

⑪ 니코틴과 알코올은 강력한 치유의 적이다. 니코틴은 독성과 중독성이 강한 물질이며, 타르는 폐와 기관지 세포에 달라붙어 암과 염증을 유발한다. 과도한 알코올 섭취는 뇌와 간에 독성을 가하고 위염, 위궤양, 췌장염, 우울증 등을 유발하고 결국 간경변으로 사망하게 된다.

⑫ 농약, 제초제, 성장촉진제, 화학비료를 사용한 농산물과 유전자조작 농산물은 신체의 면역체계를 저하시켜 암을 비롯한 각종 만성질환의 원인이 된다

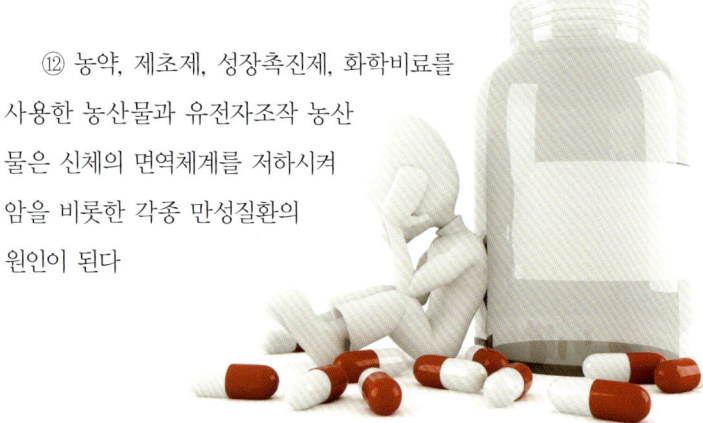

19. 강력한 자연항암제 C3G

A. 자연치유 열매 아로니아

동양의 만병통치약이 인삼Panax ginseng이라면 유럽의 만병통치약은 아로니아Aronia melanocarpa라고 불릴 정도로 아로니아의 효능은 다양하며 탁월한 것으로 알려져 있다. 특히 아로니아는 1986년 우크라이나 체르노빌에서 발생한 지구 역사상 가장 큰 원자력발전소 폭발사고에서 유일하게 살아남아 방사선에 피폭된 사람들을 치료한 식물로 유명하다.

아로니아학명:Aronia melanocarpa는 장미과Rosaceae에 속하는 다년생 관목으로 유럽과 미국에서는 블랙초크베리Blackchokeberry, 초크베리Chokeberry, 킹스베리Kingsberry 등으로 불린다. 국내에서는 단나무, 단열매로도 불린다. 동유럽과 북아메리카가 원산지이며 나무의 수명은 약 20년 정도이며 길이는 약 3미터까지 자란다.

주로 열매가 약용으로 사용되며 열매의 껍질과 과육은 진한 적

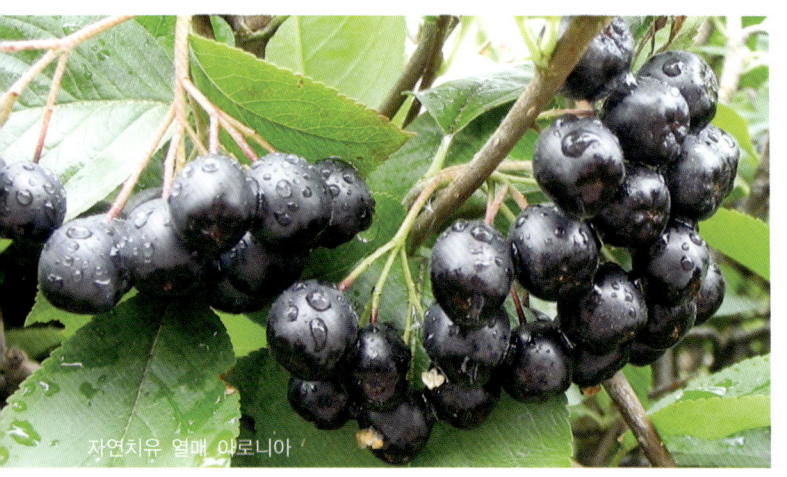
자연치유 열매 아로니아

자색 색소를 함유한다. 중금속의 오염이 없는 청정토양, 4개월 이상의 혹설과 영하 20℃ 이상의 추위, 5개월간의 햇빛 자외선과 가뭄, 그리고 바람 등은 아로니아의 독특한 성분과 품질을 결정한다. 동유럽의 폴란드는 이러한 최적의 토양과 기후조건을 가지고 최고의 아로니아 열매를 생산한다. 다 익은 아로니아 열매는 단맛과 신맛, 그리고 떫은 맛의 세 가지의 맛을 가지고 있다.

아로니아의 단맛(과당과 포도당)은 위장의 분비와 배설능력을 증가시키고, 신맛(구연산과 비타민C)은 간의 해독력을 도우며, 떫은 맛(안토시아닌과 카테킨)은 면역계와 심혈관계의 기능을 도와준다.

새와 들짐승들이 익기 전의 아로니아 열매를 섭취하면 질식해 바로 기절할 정도로 그 맛이 매우 떫기 때문에 질식시키다(choke)라는 의미를 내포한 초크베리Chokeberry 또는 블랙초크베리Blackchokeberry라고도 불리는 것이다. 아로니아는 안토시아닌 함유량이 베리류 열매

중 자연계 최고를 자랑하며 카테킨과 클로르겐산 함유량도 단연 최고다.

식물은 동물처럼 움직이지 못하기 때문에 햇빛과 병충해로부터 자신을 보호하기 위한 방어물질, 즉 식물성 면역물질을 생산해낸다. 식물성 면역물질은 주로 열매 표면에 집중적으로 분포되어 햇빛 자외선과 병충해로부터 열매 속 종자를 보호하는 것이다. 특히 아로니아의 가혹한 야생환경은 천연색소배당체인 C3G시아닌라는 강력한 자연치유물질을 진화시켰다.

아로니아는 혹독한 추위와 눈, 우기 없는 지독한 가뭄, 살인적인 자외선과 거센 바람 등을 극복하는 과정에서 자신만의 독특하고 강력한 자연치유물질인 C3G를 만들어낸 것이다.

B. 자연항암제 C3G

아로니아 열매에 함유된 안토시아닌의 일종인 C3Gcyanidine-3-Oglycoside은 자연상태에서는 적색으로 존재하며 시아닌으로 불린다.

C3G는 시아니딘(아글리콘)과 당이 결합된 천연색소배당체로 아로니아에 존재하는 유일한 붉은색 안토시아닌이며 다른 안토시아닌에 비해서 그 항암효과와 안전성, 그리고 자연치유능력이 월등하다.

아로니아에 함유된 유일한 색소인 C3G는 강력한 식물성 항암물질로써 자외선, 중금속, 노폐물, 바이러스, 세균 등의 다양한 발암독소들로부터 정상조직세포를 보호하고, 뛰어난 세포신호전달물질CSM로 작용하여 암세포는 제거하고 면역세포는 활성화시키는 등 팔면육비의 강력한 항암물질로 인정받고 있다.

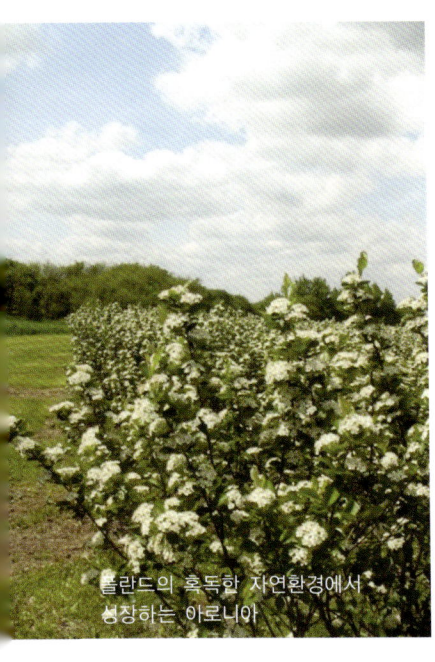
폴란드의 혹독한 자연환경에서 성장하는 아로니아

C. 자연항암제 C3G의 암 자연치유기전

암은 스트레스와 독소에 의해서 발생한다. 스트레스와 독소는 조직세포의 생체막과 미토콘드리아와 핵의 유전자를 산화·변이시켜 암과 염증을 유발하고, 혈관·장관·분비샘·선조직을 수축시켜 혈압상승·혈당상승·저산소증·저체온증을 유발하며, 손상된 조직세포의 복구를 담당하는 성체줄기세포를 손상시켜 암을 만성화시킨다.

이때 자연항암제 C3G는

① 해독 강화작용

암을 유발하는 각종 유해산소와 산화독소로 이루어진 다양한 발암독소 혈독·림프독·장독·말초혈액공간독를 신속하게 제거하여 세포를 완벽하게 보호하고,

② 혈류 증진작용·신진대사 강화작용

각종 스트레스와 독소에 의해서 수축된 혈관·림프관·장관·분비샘·선조직을 확장하는 신호전달물질로 작용하여 저하된 혈류를 증

진시키고 신진대사를 강화시키며,

③ 백혈구 증진작용·효소 강화작용
백혈구와 효소를 활성화시키는 신호전달물질로 작용하여 암세포를 신속하게 제거하고,

④ 줄기세포 활성화작용
줄기세포와 정상세포를 활성화시키는 신호전달물질로 작용하여 손상된 세포를 신속하게 복구시킨다.

해독강화·혈류개선·면역증진·줄기세포 활성화의 4대 복합작용을 통해서 암에 대한 강력한 자연치유물질로 작용한다.

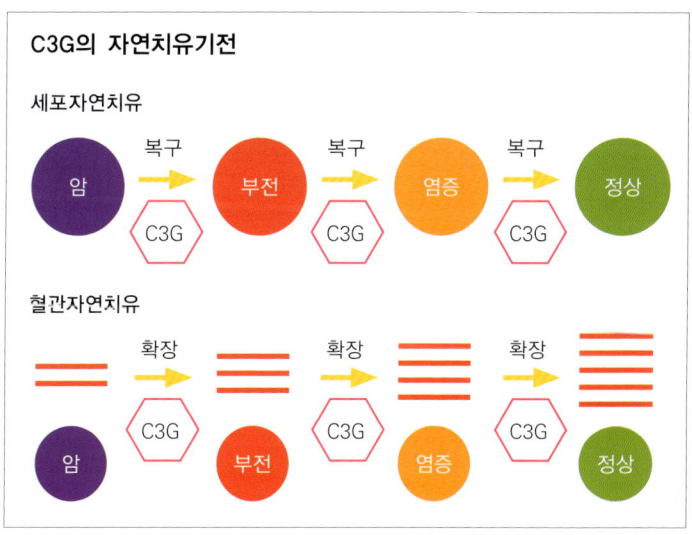

20. C3G의 항암효과

① 발암독소 제거작용

유해산소와 산화독소 등의 혈액독소, 즉 혈독은 정상세포의 세포막·미토콘드리아·핵을 손상시켜 다양한 암을 유발하는 치명적인 발암물질로 작용한다. 아로니아 C3G는 발암독소인 혈독을 신속하게 제거시켜 암세포의 생성을 강력하게 예방한다.

② 암세포 억제작용

암세포는 죽지 않고 계속 분열하는 통제불능의 세포다. 아로니아 C3G는 암세포의 분열과 성장을 직접 억제하는 세포신호전달분자로 작용하여 암세포의 성장을 강력하게 억제한다.

③ 신생혈관 angiogenesis 억제작용

저산소와 저체온의 환경에서 암세포는 새로운 미세혈관을 만들어 성장한다. 아로니아 C3G는 신생혈관의 생성을 강력하게 억제하

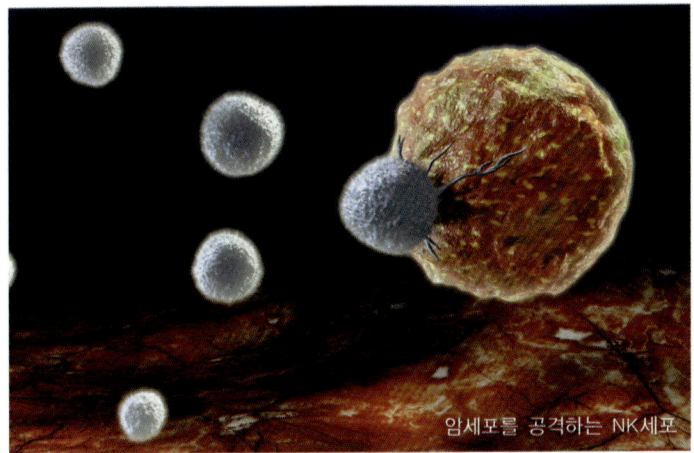
암세포를 공격하는 NK세포

는 세포신호전달분자로 작용하여 암세포의 성장과 전이를 강력하게 억제한다.

④ 암세포자살 cancer apoptosis 유도작용

모든 암세포는 스스로 죽음을 선택할 수 있다. 아로니아 C3G는 암세포의 자살을 유도하는 세포신호전달분자로 작용하여 암의 성장을 억제시키고 자살을 유도한다.

⑤ 면역세포 생성촉진작용

NK세포는 탐식작용과 아메바 운동을 하는 대형 림프구이며 암의 제거에 가장 중요한 면역세포로 작용한다. 아로니아 C3G는 조직세포 및 면역세포의 분열과 성장에 필요한 세포신호전달분자로 작용하여 자연살해세포를 비롯한 다양한 면역세포의 성장을 촉진시킨다.

암 생성과 전이과정

1. 혈독으로 혈액이 오염되면 암세포가 발생한다.
2. 혈독으로부터 정상세포를 보호하기 위해서 적혈구와 백혈구가 융합하여 혈액정화장치인 신생혈관조직 암소癌所을 만든다.
3. 혈독이 더욱 심해지면서 암소癌所가 활성화된다.

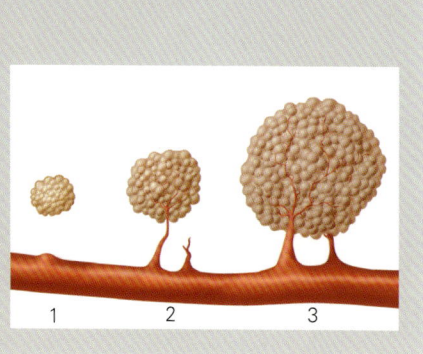

Influence of aronia C3G on reaction of cutaneous lymphocyte-induced angiogenesis in mice

Experimental group	Test number	n±SE	Statistical significance
1. Group	14	14.8 ± 2.7	ns
2. Group	14	4.85 ± 2.38	ns
3. Group	14	3.77 ± 2.49	ns
4. Group	14	28.9 ± 7.57	**$p<0.001$
5. Group	14	10.2 ± 2.77	*$p<0.001$

n - average number of the newly formed blood vessels
** $p < 0.001$ statistically significant difference between results fort the Groups 1. and 4.
* $p < 0.001$ statistically significant difference between results fort the Groups 4. and 5.

⑥ 유전자DNA 복구작용

세포핵과 미토콘드리아의 유전자 손상은 다양한 암을 유발한다. 아로니아 C3G는 강력한 세포신호전달분자로 작용하여 암 유전자를 신속하게 정상 유전자로 복구시킨다.

세포신호전달분자CSM cell signaling molecule**의 작용 메커니즘**

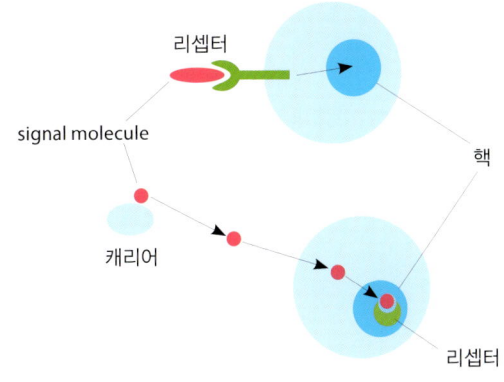

⑦ 항암요법 보완작용

항암제·방사선으로 대표되는 항암표준요법은 조직세포와 면역세포의 심각한 손상을 초래하여 면역력을 저하시키고 새로운 암세포를 유발시킨다. 또한 항암표준요법으로 암의 크기를 줄일 수 있지만 근본적인 제거는 절대 불가능하다. 아로니아 C3G는 항암요법의 부작용인 면역력 저하와 암세포의 발생을 방지하는 강력한 천연항암제로 작용한다.

⑧ 다능 성체줄기세포MAPC multipotential adult progenitor cell 활성화작용

건강한 상피조직 체세포는 암의 재발을 방지하고 암의 제거를 촉진시킨다. 아로니아 C3G는 MAPC를 활성화하여 암으로 망가진 조직을 신속하게 회복시키고 암의 재발을 막는 강력한 세포신호전달분자로 작용한다.

⑨ 산소 공급작용

모든 암세포는 산소부족 및 저체온 환경에서 발생한다. 아로니아 C3G는 혈관 탄력성을 개선하고 혈관을 확장시켜 산소부족 및 저체온 환경을 신속하게 개선시킨다.

⑩ 부작용·내성이 없어 장기간 사용해도 안전하다.

암 관련논문

"Effect of aronia C3G on skin angiogenesis reaction in mice" Wojsk-Med(2007)

"Aronia C3G induces a cell cycle block in colon cancer but not normal colonic cells" Nutr Cancer(2003)

"Aronia C3G inhibits endothelial progenitor cells senescence induced by OX-LDL" Journal of Clinical Lipidology(2007)

"Evaluation of the immunomodulatory activity of aronia C3G in combination with apple pectin in patients with breast cancer undergoing postoperative radiation therapy" Clinic of Radiology(2002)

"Effects of the commercial extract of aronia C3G on oxidative stress in blood platelets isolated from breast cancer patients after the surgery and various phases of the chemotherapy" Department of General Biochemistry(2011)

"Current knowledge of aronia C3G as a medicinal plant" Department of Preclinical and Clinical Pharmacology and Biochemistry(2006)

"Inhibitory effects of aronia C3G on the sulfoconjugation of 17beta-estradiol in human colon carcinoma Caco-2 cells." Graduate School of Pharmaceutical Sciences(2008)

"Up-regulation of tumor suppressor carcinoembryonic antigen-related cell adhesion molecule 1 in human colon cancer Caco-2 cells following repetitive exposure to dietary levels of a polyphenol-rich aronia C3G" Grupo de Investigacion en Calidad, Seguridad y Bioactividad de Alimentos Vegetales(2008)

"Effect of aronia C3G on endogenous generation of N-nitrosamines in rats." Department of Hygiene and Ecological Medicine(1997)

"Aronia C3G are potent antioxidants in model systems but do not reduce endogenous oxidative DNA damage in human colon cells." Department of Nutritional Toxicology(1999)

21. C3G의 암 자연치유 사례

대장암, 위암
조예나, 서울시 상도동, 62세, 여, 사업

저는 2007년 3월, 병원에서 말기 대장암과 위암을 판정 받았습니다. 체력과 나이, 병의 진행상태로 보아 외과적 수술은 어려웠으며, 항암치료와 방사선치료가 좋겠다는 병원측의 권유가 있었지만 두렵기도 하고 제 몸이 항암치료를 견딜 수 있을지 몰라 입원을 포기했습니다. 당시 병원측 의견으로는 2개월 정도 살 수 있다는 소견이었습니다.

입원을 포기한 다음 날부터 친구의 소개로 알게된 아로니아 C3G와 노유파 지방산을 복용하기 시작했습니다. 2주가 지나면서부터 식욕이 생기고 피부에 생기가 돌면서 검푸르던 얼굴색이 붉은색으로 바뀌며 구토가 사라지더군요. 병원에서 말했던 시한부 2개월이 지나자 몸은 더욱 건강해져서 식사량도 정상으로 돌아왔고 혼자 등산과 산책을 할 수도 있었습니다.

그리고 2010년 현재까지 재발 없이 건강하게 잘 지내고 있습니다. 꺼져가는 삶에 새로운 생명을 선물해준 아로니아 C3G와 자연에 진심으로 감사하며 살고 있습니다.

뇌종양, 위암, 혈관암, 폐암
최상진(가명), 경북 포항시, 남, 64세, 자영업

저희 아버지께서는 심한 두통과 일어날 수 없을 정도로 척추가 아파 병원에서 진단한 결과 위에서 전이된 암세포가 폐, 혈관, 뇌, 척추에까지 퍼져있다는 진단을 받았습니다. 이미 수술도 불가능하고, 너무 너른 부위에 암세포가 전이돼 빠르면 일주일 안에 사망할 수도 있다는 결과를 받았습니다. 병원에서는 항암치료도 권유하지 않았습니다. 저희 가족은 지푸라기라도 잡는 심정으로 항암치료를 받으며 유언장과 장례식을 준비했습니다.

그러다 항암제로 죽일 수 있는 암세포의 종류가 10퍼센트 밖에 안 되며, 또한 정상세포에 대한 부작용이 심해서 결국에는 면역저하로 사망하는 경우가 많다는 담당의사의 소견을 듣고 자연요법에 눈을 돌리게 되었습니다.

때마침 아는 분의 소개로 아로니아 C3G를 알게 되었습니다. 7일간의 항암치료 후 체중은 10킬로그램 정도 줄었지만 노유파 지방산을 섭취하면서 심했던 구토 증상이 사라졌고, 아로니아 C3G 섭취 사흘째가 돼서는 두통과 척추통도 사라지며 식사도 하시게 되었습니다.

복용 7일째에는 몸무게가 8킬로그램 정도 증가했습니다. 이후로 5차 항암치료를 받는 동안 구토와 체중감소 증상은 전혀 없었고, 복용 45일 후에는 재검사 결과 뇌의 종양이 사라지고 위, 척추, 혈관의 암세포 크기가 약 1/3로 줄었으며, 폐의 암세포는 1/2로 줄었다는 것을 알게 되었습니다. 담당하셨던 의사선생님마저 드라마 같은 일이라고 매우 놀라워하셨습니다.

현재는 5차 항암치료 후 퇴원한 상태이며, 등산도 다니시고 전에 하셨던 일도 다시 하실 정도로 힘이 넘치십니다.

폐암
임종부, 서울시 구로구, 63세, 남

갑자기 몸이 피로하고 체중이 감소하면서 피가래가 나와서 집 근처 병원에서 엑스레이 검사를 한 결과 종양이 발견되었습니다. 종합병원에서 CT촬영 등 정밀검사를 한 결과 진행성 폐암이라는 진단을 받았습니다. 그러나 이미 주변 장기로 암세포가 전이되어 외과적 수술은 불가능하다는 진단이었습니다.

그래서 화학요법과 방사선치료를 함께 받았습니다. 그러나 항암제로 인한 구토, 탈모, 피로감, 흉통 등 심한 부작용이 나타났고, 방사선치료도 거의 효과가 없었습니다. 얼굴은 생기가 없어졌고, 더불어 희망도 사라졌습니다. 차라리 집에서 요양을 하는 것이 낫겠다는 판단을 해 퇴원을 결정했습니다. 병원에서는 더 이상 할 일이 없었으니까요.

집으로 돌아와 암에 효과가 있는 건강식품을 알아보던 중 선배로부터 연락이 왔습니다. 아로니아 C3G라는 제품이 있는데 차병원에서도 권장할 정도로 효과가 뛰어나니 복용해보라는 내용이었습니다.

아로니아 C3G에 함유된 색소물질 중에 암에 유효한 성분이 다량 함유되어 있다는 말이었습니다. 왠지 꼭 이것을 먹어야만 살 수 있을 거라는 생각이 들어서 마치 뭔가에 홀린 것처럼 바로 제품을 구매해 복용하기 시작했습니다.

선배의 권유대로 아로니아 C3G와 노유파 지방산을 같이 복용한 지 2주만에 얼굴에 생기가 돌고 식욕도 생기기 시작했습니다. 빠졌던 머리카락도 다시 나기 시작했고 흉통도 서서히 사라졌습니다. 복용한 지 4주 정도가 지나자 외출을 할 수 있었고, 운영하던 가게에 나가 다시 일을 시작할 수 있었습니다.

복용 6주 후에 병원에서 엑스레이와 종양마커 등의 검사를 한 결과 확실히 암의 진행이 중지되고 암세포의 크기가 매우 작아졌다는 사실을 확인했습니다. 이후로 등산과 운동 등으로 몸을 단련하며 가게 일을 한 지 벌써 1년이 되어갑니다. 지금은 제가 삶과 죽음의 갈림길에 섰던 것이 믿기지 않을 만큼 건강하게 살고 있습니다.

제게 생명의 기적을 준 아로니아 C3G와 노유파 지방산을 평생 복용한다면 암의 재발 또한 막을 수 있을 거라고 믿고 있습니다.

대장암, 위암
최연숙, 서울시 동대문구 청량리동, 여, 주부

저는 초등학교 3학년 아들과 6살 딸아이를 둔 평범한 주부입니다. 2004년 2월 경 제 몸에 암이 있다는 사실을 알고 수술을 했습니다. 다행히 위암 초기라 완치율이 높다고 해서 모두들 안도하였습니다.

재발 방지 차원으로 힘든 항암치료와 방사선치료도 견뎌냈습니다. 그러나 꼼꼼한 정기검진을 했음에도 불구하고 3년 후에 변에 이상이 있어 내시경을 해보니 이미 암세포가 대장으로 전이가 되었더군요. 하늘이 무너지는 것 같았고, 전이라는 사실에 절망해 많이 울었습니다. 그러나 저는 넋 놓고 울 시간이 없었습니다. 아이들이 아직 엄마손이 한창 필요한 때이니 얼른 치료를 받아 나아야겠다는 생각을 했지요.

그래서 수술 후에 전주에 있는 한방요양병원을 찾아가게 되었습니다. 그곳은 산속에 있어 공기도 좋았고, 무엇보다도 암을 앓고 있는 사람들이 함께 있어 정보교환도 할 수 있었습니다. 그런데 약 두 달 정도 지나자 음식만 먹으면 배에 통증이 생기고 가스도 나오지 않고, 그렇게 자주 보던 변이 나오지 않았습니다. 시간이 지날수록 배의 통증은 더욱 심해졌습니다.

서울로 올라와 응급실에 입원을 했더니 복막의 암 때문에 장폐색증이 왔고, 담당 교수님께서는 치료법이 없으니 진통제를 맞으며 계속 굶으며 지켜보자고 하시더군요. 정말 답답하고, 내가 암 때문에 굶어죽을 수도 있겠구나 하는 생각이 드니 너무나도 무서웠습니다. 그래도 아이들을 떠올리니 도저히 이대로 죽을 수는 없다는 생각이 들었습니다.

그래서 시아버지께서 주신 아로니아 C3G와 노유파 지방산을 복용하기 시작했습니다. 배가 아파서 물조차 삼키기 힘들었지만 진통제를 맞아가며 꾹 참고 열심히 먹었습니다. 그 전부터 시아버지께서 아로니아C3G와 노유파 지방산을 권하셨지만 암을 고친다는 식품들이 너무 많아 쉽게 결정하지 못하고 있었거든요.

그러나 암성 통증이 있고 나서부터는 아로니아 C3G를 규칙적으로 양을 늘려가며 복용했습니다. 열흘 정도 지나니까 가스가 조금 나오더니 변이 나왔습니다. 너무 기뻐 병원 복도를 링거를 끌고 열바퀴도 더 돌았습니다. 다음 날에도 여전히 가스가 잘 나오고 배의 통증도 차츰 없어졌습니다. 한달 후 CT를 찍어보니 복수도 없어지고, 교수님께서도 많이 좋아졌다고 하셨어요. 물론 식사량도 늘었고요.

식사를 하게 되니 항암치료를 할 수 있게 되어서 7차까지 항암치료를 받았습니다. 그러나 본래 항암치료는 암세포를 죽이지만 내 몸에 있는 정상세포도 죽이는 단점이 있어 면역력 저하를

불러옵니다. 내 스스로 암을 이길 수 있는 힘을 더 잃어버리는 것 같아 지금은 항암치료를 중단하고 아로니아 C3G와 노유파 지방산만 열심히 먹으면서 내 몸의 면역세포를 더 튼튼하게 만들고 있습니다. 규칙적인 운동과 긍정적인 사고는 기본이고요.

아프고 나서부터 지금까지 제 옆에서 헌신적으로 간호를 해주신 친정어머니도 아로니아 C3G와 노유파 지방산을 갖다주신 시아버지께 감사드리고 있습니다. 암으로 고통받고 있는 환자뿐 아니라 그 가족 모두 예방 차원으로 아로니아 C3G와 노유파 지방산을 복용하시면 좋겠다는 생각입니다.

갑상선암, 후두암
김윤희, 서울시, 50대

2007년 갑상선암이 발생해 수술을 했으나 암세포가 후두로까지 전이되었습니다. 재수술을 권유받았으나 포기한 상태였죠. 숨을 쉬는 것조차 힘들었던 2010년 9월말, 지인으로부터 암 예방에 좋다는 아로니아 C3G를 받았습니다.

그러나 건강식품을 신뢰하지 않던 저는 아로니아 C3G를 미뤄놓았다가 약 한 달 뒤부터 복용하게 되었습니다. 처음 받은 양의 반쯤 먹으니 호전반응이 오기 시작했습니다. 손, 발, 온몸이 가렵기 시작하더니 아침에 눈을 뜨면 피로가 많이 없어진 것이 느껴졌습니다. 손등에 불거진 혈관도 사라졌습니다.

현재는 호전반응을 이겨내고 플라자 상점 직원으로 출근하고 있습니다. 늘 아로니아 C3G에 감사하며 살고 있습니다.

전립선암, 폐암, 골수암
허공, 대구시

저는 대구에서 자연치유법과 기공, 단전호흡, 명상 등을 지도하면서 암환자와 불치병 환자들을 자연치유와 대체요법으로 돕고 있습니다. 아로니아에 관한 책자와 제품을 접하고 마침 전립선암 말기에 골수와 폐에까지 암이 전이되어 병원에서는 더 이상 치료가 힘들어 본인이 돕고 있는 환자에게 복용을 시키고 있습니다.

전립선암은 특히 밤에 소변의 장애가 많이 일어나는 질환입니다. 저희 환자분 역시 하룻밤이면 평균 7~8회 정도 깨어 소변을 보아야 해서 수면 부족을 호소하고 있었습니다. 그러나 아로니아 C3G를 약 3개월 정도 복용하고부터는 새벽 2시 이후 아침까지 소변을 보지 않고 숙면을 취할 수 있게 되었습니다. 그리고 소변 보는 과정이 너무 편해졌다고 좋아하십니다.

아로니아 C3G의 연구자료 등을 보면 안토시아닌 성분이 세계 최고라고 합니다. 이 성분은 우리 인체 내에서 여러 가지 역할을 하는데 항산화 능력과 심혈관질환에 탁월한 능력이 있다고 하며, 여러 가지 비타민과 미네랄이 생명활동에 많은 도움이 된다고 확신하기에 제가 지도 관리하는 환자에게 자신있게 복용을 권하고 있는데 결과가 제 예상보다 더욱 좋습니다.

보통은 하루 2~3회 복용하도록 권하지만 본인은 하루 5회를 복용하도록 지도를 하였습니다. 아로니아 C3G는 약은 아니지만 지구상에 몇 안 되는 완전식품 중 하나입니다. 진하게 한잔 마시기보다는 따뜻한 미온수에 연하게 희석해서 커피 대용으로 자주 마셔주면 흡수에 도움이 되겠습니다.

유방암, 당뇨
김정인, 경북 포항시, 60대

저는 61세 된 여성입니다. 39세 때부터 당뇨라는 지병을 갖고 20년이 넘게 당뇨약을 복용하였으며, 신경을 많이 쓰는 직장에서 근무를 했기 때문에 여러 지병이 있었습니다. 오십견이 양어깨에 찾아와 심한 통증으로 밤이면 잠을 잘 수도 없을 정도였습니다.

팔과 어깨의 통증으로 몇 년 동안 심한 고통을 겪으면서 서울대병원 통증클리닉에서 주사도 맞아보고 한의원에서 침과 쑥뜸 치료도 받아봤지만 별다른 효과를 보지 못했었죠. 그리고 당뇨약을 오랫동안 복용하다 보니 오후만 되면 눈에 안개가 낀 것처럼 시야가 잘 보이지 않고 몸 전체가 피로에 흠뻑 젖어 삶의 의욕을 잃고 심한 우울증에 시달렸습니다.

그러던 2008년 3월 중순경, 제게 또 다른 시련이 찾아왔습니다. 오른쪽 가슴에서 딱딱한 몽우리가 발견되어 병원에서 검사를 해보니 유방암2기라고 하네요. 4월 12일 서울대병원(노동영 박사)에서 수술을 받고, 8번의 항암치료와 한달반 동안 매일 방사선치료를 받았습니다. 제 모습은 정말 말이 아니었습니다.

힘겹게 생활을 하고 있을 무렵, 제일 아끼고 사랑하는 후배에게 아로니아 C3G와 노유파 지방산을 전달받고 효과를 믿기보다는 후배의 따뜻한 마음 때문에 복용을 시작했습니다. 복용 후 15

일이 지나면서 치유반응이 시작되었습니다. 후배가 느낀 것과 똑같이 자고 일어나면 눈을 뜰 수 없을 정도로 눈곱이 끼었습니다. 감기몸살처럼 몸이 아프기 시작하더니 가래와 기침으로 밤을 지새워야 했습니다. 사람 몸속에 이렇게 많은 노폐물이 있을까 싶을 정도로 많은 노폐물들이 나왔습니다. 제일 많이 아프던 어깨와 팔이 더 심하게 아팠으며, 손등이 부어 손을 움켜쥘 수도 없었습니다. 엄지손가락이 굽어지지 않아 글씨를 쓸 수도 없을 정도였지요. 정말 심한 치유반응을 겪었지만 그 때마다 후배의 독려로 견딜 수 있었습니다.

그러다 보니 벌써 아로니아 C3G와 노유파 지방산을 복용한 지 2년이 되었습니다. 지금은 책을 읽을 때 안경을 끼지 않아도 될 정도로 눈의 피로가 나아졌으며, 정신과 육체 모두가 깨끗해진 느낌입니다. 수술 후 복용하던 약들은 일체 먹지 않으며, 특히 장복하던 당뇨약도 이제는 복용하지 않아도 생활에 지장이 없을 정도입니다. 어깨와 팔도 좋아져서 운동도 할 수 있고, 손등의 부기도 빠지고 손가락도 마음껏 글씨를 쓸 수 있을 정도입니다.

저처럼 많은 분들이 아로니아 C3G와 인연을 맺어 질병의 고통에서 해방되길 기원합니다.

백혈병

○○○, 서울시, 20대, 여

4월경 감기에 걸려 병원에서 감기약을 처방받고 일주일 정도 복용했는데도 호전되지 않아서 또 다른 병원에 가서 다시 감기약을 처방받아 복용했습니다. 두 달간 두세 군데 병원을 찾아 약을 복용한 뒤 6월 10일쯤부터 목주변이 심하게 붓는 증세가 나타났습니다. 저는 단순하게 감기 때문에 목주변이 부은 줄 알고 어머니와 함께 동네에 있는 병원으로 갔습니다.

동네병원에서 혈액검사를 받고, 백혈병이 의심되니 큰 병원에서 재검사를 해보라는 이야기를 들었습니다. 일산에 있는 암센터에 검사예약을 해놓고 2010년 6월 29일 골수검사를 했습니다. 골수검사 결과가 나오기까지는 10일 정도가 걸리는데 10일 동안은 아무 것도 할 수 없는 상태였습니다.

그러던 도중 어머니께서 몇 년 동안 알고 지내던 지인으로부터 아로니아 C3G에 대한 정보를 들었고, 조금이라도 치유하는데 도움이 될 수 있도록 복용해보겠다는 생각을 하게 되었습니다. 그 다음날 바로 지인으로부터 아로니아 C3G를 전해받고, 그날부터 하루에 30ml씩 복용을 했습니다.

10일 뒤인 7월 7일 검사결과가 나왔습니다. 병명은 급성림프성백혈병이었습니다. 급하게 암센터에 입원을 했습니다. 심하게 떨어진 면역력 때문에 무균실에 입원을 해야 했어요. 그런데 입원을 해도 일주일이 고비라는 충격적인 소견을 듣게 되었습니다. 면역력을 높여서 다른 바이러스가 침투하지 못하게만 막아줄 뿐 다른 방법은 없었습니다.

너무도 막막했던 그때, 아로니아 C3G를 주신 지인으로부터 자연치유 쪽으로 생각을 해보라는 권유를 받게 되었습니다. 7월 10일 장봉근 원장님의 자연치유에 관한 건강세미나 강의를 들은 후 바로 일대일 상담을 하였습니다. 장봉근 원장님과 상담을 한 후, 어차피 병원에 입원해도 하루하루를 고통 속에 보낼 것 같아 자연치유를 해봐야겠다는 확신이 들었습니다.

바로 다음날부터 JBK식단을 받고 자연치유를 시작하게 되었습니다. 이제 아로니아 C3G를 만난 지 두 달이 다 되어갑니다. 아로니아와 함께 JBK식단 등 자연요법을 병행하면서 일주일에 한번씩 혈액검사를 받고 호전되고 있는 상태입니다. 이제는 매주 혈액검사 결과를 보는 것이 너무나 기쁩니다.

며칠 전 혈액검사 결과가 이때까지의 어느 결과보다 좋게 나왔고, 림프구 수치도 거의 정상수치로 돌아왔습니다. 처음 병명을 알기 전에 부었던 목 주변 림프선도 부기가 많이 가라앉았고, 하루하루 좋아지는 제 모습을 보면 아로니아 C3G로 인해 새로 태어난 기분입니다.

양성종양

이미순, 50대, 女

약 10년 전 혈전이 뭉친 것처럼 점과 비슷한 것이 뒤쪽 허벅지와 엉덩이 가운데 시커멓게 생겼습니다. 병원에 가지 않고 없애 보려고 점처럼 생긴 부분에 나쁜 피를 빼내는 부항을 시도했습니다. 이후 잠깐 좋아지는가 싶더니 다시 생기더군요. 이번에는 이명래 고약을 붙여보았습니다. 바늘로 구멍을 내어 붙이고 나니, 점처럼 생긴 부분에 물집이 잡힌 듯 부풀어 올랐다가 터지기를 반복한 후 다 나은 것처럼 보였습니다.

그런데 다시 부풀어 올랐던 부분이 터지지 않고 딱딱하게 자리를 잡게 되었습니다. 일상생활에 지장이 있는 상태로 몇 년을 지냈습니다. 골프공보다 크게 자리잡은 혹 때문에 치마만 입어야 했고, 매번 앉을 때마다 불편함과 아픔이 동반되는 상태였습니다.

그러던 때 아로니아C3G 정보를 듣게 되어 장봉근 원장님을 만났고, 몸 내부에 생긴 종양이 치유되었다면 외부의 종양도 치유될 수 있다는 생각을 하게 되었습니다.

아로니아C3G를 먹은 지 5일 뒤부터, 먹기도 하고 매일 화장솜에 듬뿍 묻혀 혹 부위에 감싸듯 밴드로 24시간 고정시켜 놓았습니다. 열흘쯤 뒤부터 혹에서 출혈이 시작되고 이틀 뒤부터 조그만 혈전 덩어리가 나오기 시작하기를 며칠을 반복했습니다. 혹 부위는 출혈과 혈전으로 인해 살속까지 깎여나갔고, 이내 살속 깊이 자리잡았던 몸 내부의 종양이라고 할 수 있는 것이 몸 밖으로 빠져나왔습니다.

    그 뒤 약간의 출혈이 있었지만 이내 멈추었고, 깊게 파인 상처는 열흘 정도 지난 지금 거의 아물었습니다. 지난 10여년 간의 고통스러웠던 생활에서 벗어나 매우 편한 일상을 보낼 수 있게 된 거죠. 우연한 기회에 찾아온 아로니아 C3G와의 만남 덕분에 거짓말 같은 체험을 하게 되었습니다.

유방암

김정원, 경기도 고양시 일산구 주엽동, 50대

50세가 넘어가다보니 주변 친구들에게 "종양이다, 암이다"라는 소리를 자주 듣게 됩니다. 나의 절친한 친구가 위암수술을 하고 고통중에 있어서 늘 안타까움을 감출 수 없던 차에 의료보험공단에서 정기검진을 받으라는 안내장이 와서 몇 가지 검사를 해보았습니다.

검사 결과, 자궁은 상피세포이상, 위와 유방엔 종양이 생겼다고 하며 "빠른 시일 내에 전문의료기관에 방문하시어 추가검사를 받으시기 바랍니다"라는 형광펜으로 강조한 문구를 보고는 참으로 답답했습니다.

나에게만큼은 일어나지 않을 일이라고만 생각했었거든요. 특히 유방암 검사는 추가 초음파검사가 필요하다고 하여 다시 검사를 하였는데, 위험하니 4개월 후 종양이 커진 상태를 보다가 수술을 하자고 하였습니다.

수술은 간단하다는 의사에 말에 기분이 씁쓸하였고, 과거 몇 번의 수술 경험으로 공포스러웠던 병원이 너무나 부담스러웠습니다. 더 부담스러운 것은 위내시경검사 후 받은 두툼한 약봉지와 가뜩이나 속이 안 좋아 고통중인데 만성위축성위염 및 역류성식도염이라는 단어들이 더 고통을 가중시켰습니다.

그러던 차에 지인으로부터 아로니아 C3G에 대한 정보를 듣게 되었습니다. 아로니아 C3G로 말기암 환자나 불치병을 치료한 사례를 듣고 가능성을 갖게 되었고, 9월말부터 먹기 시작한 결과 1월 9일 다시 찾은 유방초음파 결과 종양은 없어지고 아무 것도 없다는 결과를 받게 되었습니다.

"몇 달 전에 촬영했을 때는 분명 있었는데 왜 지금은 없어요?"라는 나의 물음에 의사는 "없으니까 없다고 하는 겁니다"라고 말했습니다. 그 말에 날아갈 것 같이 기뻤습니다. 아로니아의 효능 덕분이었어요. 우리 딸아이도 같이 먹었는데 전에는 있었던 아토피와 가려움증이 말끔히 사라졌습니다. 그리고 항상 안 좋았던 위도 편안해지고 내 몸은 아주 쾌적한 상태가 되었습니다.

아로니아 자연치유 시리즈 02_암